La ciencia de la longevidad

Dr. José Viña

La ciencia de la longevidad

Cómo vivir para envejecer mejor

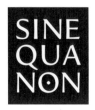

Papel certificado por el Forest Stewardship Council®

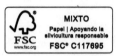

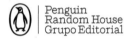

Primera edición: mayo de 2025

© 2025, Dr. José Viña
© 2025, Penguin Random House Grupo Editorial, S. A. U.,
Travessera de Gràcia, 47-49. 08021 Barcelona
Eduardo Lizaga, por las infografías

Penguin Random House Grupo Editorial apoya la protección de la propiedad intelectual. La propiedad intelectual estimula la creatividad, defiende la diversidad en el ámbito de las ideas y el conocimiento, promueve la libre expresión y favorece una cultura viva. Gracias por comprar una edición autorizada de este libro y por respetar las leyes de propiedad intelectual al no reproducir ni distribuir ninguna parte de esta obra por ningún medio sin permiso. Al hacerlo está respaldando a los autores y permitiendo que PRHGE continúe publicando libros para todos los lectores. De conformidad con lo dispuesto en el artículo 67.3 del Real Decreto Ley 24/2021, de 2 de noviembre, PRHGE se reserva expresamente los derechos de reproducción y de uso de esta obra y de todos sus elementos mediante medios de lectura mecánica y otros medios adecuados a tal fin. Diríjase a CEDRO (Centro Español de Derechos Reprográficos, http://www.cedro.org) si necesita reproducir algún fragmento de esta obra.
En caso de necesidad, contacte con: seguridadproductos@penguinrandomhouse.com

Printed in Spain – Impreso en España

ISBN: 978-84-666-8169-8
Depósito legal: B-B-4.576-2025

Compuesto en Llibresimes, S. L.

Impreso en Rotoprint by Domingo, S. L.
Castellar del Vallès (Barcelona)

BS 8 1 6 9 8

Índice

PRIMERA PARTE
LAS BASES CIENTÍFICAS
DE LA LONGEVIDAD SALUDABLE

1. INTRODUCCIÓN A LA CIENCIA
DE LA LONGEVIDAD 17
El porqué de este libro 17
El día que cambió mi vida 19
¿De qué hablo cuando hablo de longevidad?. 23
Invierte en ti mismo. Cuídate ya 27

2. EL ENVEJECIMIENTO SALUDABLE 35
¿Cuándo empieza el envejecimiento? 35
Los límites de la longevidad humana 41
Envejecer es normal, no es una enfermedad,
pero es tratable 46
Las enfermedades asociadas
al envejecimiento.................... 50
La longevidad ha aumentado mucho en
el siglo xx. ¿Qué podemos aprender
de la gran diferencia en longevidad en
países de la Unión Europea? 54

— 5 —

3. EL ENVEJECIMIENTO NO SATISFACTORIO:
   FRAGILIDAD Y DEPENDENCIA   63
   La fragilidad: un síndrome geriátrico   63
   La fragilidad: el momento de intervenir para
   tratar enfermedades asociadas al
   envejecimiento   67
   La dependencia   68
   El coste económico de la dependencia   70
   El número de personas dependientes no
   deja de crecer   71

SEGUNDA PARTE

INTERVENCIONES PARA MODULAR EL ENVEJECIMIENTO

4. INTERVINIENDO EN EL ENVEJECIMIENTO:
   EL TIEMPO   77
   Puedes modular la velocidad de tu propio
   envejecimiento y tu calidad de vida
   cuando envejezcas   77
   El arte del tiempo   80
   Mi amigo el tiempo. El movimiento *slow* . . .   82
   No hagas correr al tiempo: la prisa acorta
   la vida   86
   Los ladrones del tiempo   89
   Usa el tiempo libre para descansar de modo
   creativo   95
   No rellenes el tiempo libre con más y más
   actividades   97

5. INTERVINIENDO EN EL ENVEJECIMIENTO:

EL ESTRÉS 101

Hacia la paz interior 101

El estrés como reto o como amenaza:
un arma de doble filo 102

No hemos evolucionado mental y
hormonalmente para el estrés de la vida
actual 106

El estrés descontrolado es el gran asesino ... 108

El estrés engancha 112

No busques tantas emociones, busca paz
interior 119

La meditación: un excelente medio de
controlar el estrés y de lograr el
equilibrio 122

6. INTERVINIENDO EN EL ENVEJECIMIENTO:

EL SUEÑO 129

No dormimos bastante 129

Preparativos generales para el sueño 134

En las ciudades no se hace nunca de noche .. 138

El reposo a mediodía: la siesta 150

7. INTERVINIENDO EN EL ENVEJECIMIENTO:

EL EJERCICIO FÍSICO 155

Hacemos poco ejercicio físico 155

Integra el ejercicio físico en tu vida 158

El ejercicio oculto 160

Tendrás resistencia a iniciar el ejercicio:
véncela 162

El ejercicio ha de ser variado 166

Practica el ejercicio con regularidad
y, si puedes, en un sitio bonito 169
Diviértete: haz ejercicio aeróbico 170
No te arrugues: haz musculación 174
Relájate: haz estiramientos 177
El juego interno 179
El ejercicio como tratamiento para prevenir
la fragilidad y, sobre todo, su paso a la
dependencia 182

8. Interviniendo en el envejecimiento:
la alimentación 187
Comemos demasiado 187
No es necesario que te comas toda la comida
que te ponen delante 189
Escucha tu cuerpo: si no tienes hambre,
no comas 193
Comer mal engorda 194
Come fruta y verdura 195
El agua: un nutriente esencial 198
Mitos frecuentes en la alimentación 200
Dieta y longevidad: el caso de Okinawa 210
Recomendaciones nutricionales
y dietéticas 212
Haz una comida de fruta al día 225
Nutrición mínima frente a nutrición óptima . 227

9. El trabajo 231
Aumenta la creatividad en tu trabajo 231
Aumenta la creatividad del trabajo de tu
equipo 233

El exceso de trabajo es malo... y te hace
poco eficiente 235
Haz lo importante antes que lo urgente 237
No le pidas más a una jornada laboral
de lo que puedes hacer 238
Incluye periodos de tiempo en tu trabajo
en los que te detengas a pensar y a elegir
lo que tienes que hacer 243

10. LAS RELACIONES PERSONALES 247
Evita las relaciones personales tóxicas 248
Sonríe: no vale la pena estar triste 250
Carga las pilas: recobra energía psicológica . 252
Sé consciente de la belleza a tu alrededor . . 253
Sé flexible: los cambios en tu vida van a
ocurrir 254
Si quieres ser feliz, elimina el odio de tu vida . 257
La conquista de la felicidad 258

TERCERA PARTE
REFLEXIONES FINALES

11. ¡QUÉ GRANDE SER MAYOR! 267
Cuanto más viejo soy, más sano he estado . . 267
La gerontofobia, el edadismo y cómo
combatirlos 268

12. DIEZ PROPUESTAS PARA UNA LONGEVIDAD
SALUDABLE 275

Agradecimientos 279
Bibliografía 280

*A mis maestros
y a mis discípulos,
por lo mucho que me han enseñado*

El gran beneficio de cuidarse es que se incrementa el periodo de felicidad que tiene lugar en la madurez. La madurez puede ser un periodo de gran felicidad. La juventud es tiempo de infelicidad. Los jóvenes, que buscan su sitio en el mundo, viven bajo un gran estrés.

Linus Pauling
(dos veces ganador del Premio Nobel)
How to Live Longer and Feel Better

PRIMERA PARTE

LAS BASES CIENTÍFICAS DE LA LONGEVIDAD SALUDABLE

1

Introducción a la ciencia de la longevidad

El porqué de este libro

En el corazón late el deseo de una vida larga que se corone con una vejez feliz. Pero, como todos los grandes proyectos, no es tarea fácil. Hemos de conquistarlo.

No pretendas en el curso de una vida saber cuáles son las recetas para vivir y envejecer bien. Muchos de los más insignes maestros como Séneca, Sócrates, Cervantes o Leonardo da Vinci han marcado el camino. Séneca, hace dos mil años, escribió un libro titulado *Sobre la vida feliz;*[1] don Quijote le da una lección de vida a Sancho para que gobernara sabiamente la ínsula Barataria. Estos componen una auténtica lección de vida, de plena actualidad y de aplicación práctica.

Además de filósofos y escritores, también eminentes científicos nos han hablado de ello. Hace casi cien años el doctor Clive McCay constató que comer poco alarga la vida de los ratones y otros animales de laboratorio.[2] Por otro lado, el doctor Jeremy N. Morris, estudiando la longevidad de los revisores de los famosos autobuses de dos pisos de Londres, demostró que el ejercicio físico es muy bueno para la salud, algo que se había intuido pero que no se había corroborado.[3] De hecho, Hi-

---

1. Seneca, L. A., *Sobre la vida feliz*, Barcelona, Gredos, 2020.

2. McCay, C. M. C. y F. Mary, «Prolonging the Life Span», *The Scientific Monthly*, 39(5), (1934), pp. 405-414.

3. Blair S.N., G. Davey Smith, I. M. Lee, K. Fox, M. Hillsdon, R. E. McKeown, W. L. Haskell y M. Marmot, «A tribute to Professor Jeremiah Morris: the man who invented the field of physical activity epidemiology», *Annuals Epidemiology*, 20 (9), (septiembre de 2010), pp. 651-660.

pócrates, el padre de la medicina occidental, ya recomendaba el ejercicio físico e incluso el ejercicio reglado para una vida sana y feliz, pero de todo esto hablaremos más adelante.

En este libro, ocupado lector, te resumo lo que he ido aprendiendo en los últimos treinta años, y todo lo que a través de sus escritos me han revelado los grandes maestros del arte de vivir para lograr una vida larga y provechosa, y en definitiva un envejecimiento feliz.

Acompáñame en este viaje. Estoy seguro de que la lectura de este libro será tan provechosa para ti como su escritura lo ha sido para mí. Si con ella consigo que vivas un poco más y, desde ya, un poco mejor, habrá cumplido sobradamente el propósito para el que ha sido escrito.

El día que cambió mi vida

Hace ya muchos años la Sociedad Española de Bioquímica y Biología Molecular, en uno de sus congresos, me concedió el premio al mejor trabajo realizado por un bioquímico joven. Comprenderás, querido lector, que ya ha pasado mucho tiempo de esto... El premio consistía en dar una charla plenaria, lo cual es verdaderamente un gran premio para una persona que empieza, porque te permite contar tus ideas y resultados a una amplísima audiencia en una de las sociedades científicas más prestigiosas de España. Yo tuve la enorme fortuna de poder hacer la tesis en la Universidad de Oxford con uno de los mejores bioquímicos del siglo xx, sir Hans Krebs, descubridor de un ciclo de reacciones enzimáticas que lleva su nombre y que recibió el Premio Nobel justo el año que yo nací. El profesor me encargó que estudiara una molécula que tiene una importantísima función como antioxidante en las células. Ese trabajo fue el que me valió el referido premio y me dio la oportunidad de explicar mis resultados a la audiencia que acabo de mencionar. Al salir se me acercó un señor que yo creía entonces que era mayor, naturalmente era más joven que yo ahora. Se llamaba Jaime Miquel, había llevado a cabo unos estudios pioneros en Estados Unidos y es probablemente el primer gerontólogo español. El doctor Jaime Miquel, con un entusiasmo desbordante, me convenció de que, con los antecedentes en el mundo de los antioxidantes que yo había expuesto en mi charla, sin duda tenía que trabajar en envejecimiento. Y sí, esa conversación cambió el curso de mi investigación, porque veía un gran futuro en ese campo en una sociedad con cada vez mayor esperanza de vida y porque, además, comprendí que siendo yo profesor de Fisiología (es decir, el funcionamiento del cuerpo humano), debería estudiar un fenómeno tan normal como el envejecimiento. El doctor Miquel y yo fundamos el Instituto Gerontológico de la Comunidad Valenciana y Jaime me dijo: «Haz constar que fue fundado en 1980, porque ahora nadie nos hace caso, pero dentro de veinte años todo el mundo querrá trabajar en envejecimiento». Sus palabras fueron proféticas y efectivamente la investigación del envejecimiento ha tenido un crecimiento explosivo. Yo cifro en esa época el comienzo del enorme interés en ese ámbito. He visto cómo muchos de los mejores biólogos del mundo centraban su atención en el envejecimiento. Mi labor ha sido seguir con atención y estudiar todos los hallazgos de estos grandes grupos de investigación, así como contribuir, en la medida de nuestras fuerzas, al avance del conocimiento sobre la gerontología. Llegué a la conclusión de que debía intentar devolver a la sociedad los conocimientos que esta me había permitido adquirir, a mí y a mi grupo de investigación. Y ese es el germen de este libro.

Así pues, lo que plasmo aquí es el producto de mi reflexión como médico, profesor de universidad e investigador científico en el área del envejecimiento durante más de veinticinco años. Y ahora quiero puntualizar que cuando exponga una opinión diré que es mi opinión, pero cuando exponga un hecho demostrado a la luz de los conocimientos científicos actuales diré que es un hecho comprobado (con las naturales limitaciones que siempre tiene la ciencia). Es muy importante no mezclar mentiras y verdades para no confundir al lector. Muchos autores exponen como hechos probados lo que son solo opiniones. Dejaré claro por un lado lo que son opiniones mías y, por otro lado, qué es lo que está basado en hechos probados por la ciencia.

¿De qué hablo cuando hablo de longevidad?

En todos los campos científicos, y si me apuras en todos los campos de conocimientos, es muy importante que sepamos de qué estamos hablando. Esto parece una simplificación excesiva pero no lo es. En concreto, en el campo del envejecimiento y la longevidad hay cantidad de conceptos que se entrelazan, que parecen similares, pero que en realidad no lo son y nos pueden llevar a engaño. El gran gerontólogo americano recientemente fallecido, Leonard Hayflick, dice que la comunicación en el ámbito de la biogerontología es como un campo de minas, que está lleno de peligros y riesgos que nos pueden desorientar.[4] Efectivamente, términos como «envejecimiento», «longevidad», «longevidad saludable», «fragilidad», «dependencia» e incluso «muerte» se utilizan de modo inadecuado. La realidad es que no siempre son fáciles de definir. Nosotros definimos varios de estos conceptos hace unos años.[5] Recurriré aquí a algunas de las descripciones que propusimos en aquel trabajo porque creo que están todavía vigentes.

Llamamos «envejecimiento» a cambios progresivos que ocurren en el cuerpo con el paso del tiempo y que aumentan la probabilidad de enfermar y de morir. En realidad, dicho en lenguaje más llano, es resultado de que el cuerpo, a medida que cumplimos años, se va

---

4. Hayflick L., «Biological aging is no longer an unsolved problem», *Annals New York Academy of Science*, 1100 (abril de 2007), pp. 1-13.

5. Viña J., C. Borrás, J. Miquel, «Theories of ageing», *IUBMB Life*, 59 (4-5), (abril-mayo de 2007), pp. 249-254.

estropeando debido a que las alteraciones en los componentes del organismo superan la capacidad de regenerar o reparar estas alteraciones.

Longevidad, sin embargo, es la cantidad de tiempo, digamos años, que una persona que nace va a vivir. Hay dos tipos de longevidad: la longevidad como promedio, y la máxima longevidad, que es la cantidad de años que ha vivido la persona que ha vivido más años.[6] Aunque defino esto en términos de personas, naturalmente se puede aplicar a cualquier animal, sea una mosca, un gusano o un ratón, en todos los casos se puede hablar de la longevidad media y longevidad máxima. Pero aquí quiero introducir un concepto nuevo que es el de longevidad saludable. En la figura 1 muestro lo tremendamente importante que es esta idea.

6. Hayflick L., *op. cit.*

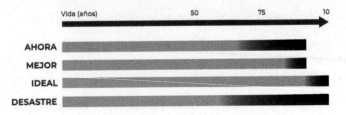

Fig. 1. La importancia de la longevidad saludable: llegar a ser mayor con salud.

Piensa que en la actualidad podemos esperar vivir alrededor de ochenta y cinco años y que los achaques y las enfermedades empiezan a manifestarse con más frecuencia a partir de, digamos, los setenta y cinco. Naturalmente sería muchísimo mejor que las enfermedades empezaran a los ochenta y cuatro, y que uno se muriera a los ochenta y cinco. Luego hablaremos del concepto de fragilidad y de su importancia para evitar la dependencia. Por descontado, sería mucho mejor llegar a la longevidad máxima, que podemos decir que está alrededor de los ciento quince años, poniéndonos enfermos a los ciento doce, aunque lo que sería una verdadera catástrofe es que estemos llegando a los ciento diez, pero desde los setenta vivamos atados a una silla de ruedas. Lo digo así, en un lenguaje bastante crudo, porque quiero que te conciencies de la trascendencia que tiene lo que puedes hacer para vivir muchos años, si bien con una gran calidad de vida.

Invierte en ti mismo. Cuídate ya

Después de muchos años de reflexión sobre el envejecimiento llegué a la conclusión de que cuidarse, en primer lugar, es una responsabilidad individual. Tú debes cuidarte. Es la mejor inversión que puedes hacer porque inviertes en tu salud y, en definitiva, en tu vida y en tu modo de envejecer. En un momento determinado me ocurrió algo muy curioso. Estaba leyendo una entrevista a Warren Buffett, el gran inversor americano que ha donado el 99 por ciento de sus bienes para obras benéficas. Le preguntaron cuál era la mejor inversión que recomendaba y, para mi gratísima sorpresa, respondió que lo mejor que puedes hacer es invertir en ti mismo porque no hay inflación ni impuestos que puedan con esa inversión. Es muy curioso porque yo entiendo muy poco de inflación y menos de impuestos, pero llegué, desde el punto de vista biomédico, a la misma idea que había llegado este inversor, desde el punto de vista económico, y es que invertir en ti mismo es una inversión estupenda. En los próximos capítulos te indicaré cómo hacerla.

El mensaje fundamental de este libro es que cuidarse no es ser egoísta, sino altruista. Estadísticamente está demostrado que, si no te cuidas tú, tendrán que cuidarte tus familiares. Dicho de un modo más crudo, si no te cuidas, tus hijos tendrán que arrastrar la silla de ruedas. Esto, que parece fuerte, es una verdad estadística. Con pequeñas modificaciones en nuestro estilo de vida, podemos disminuir muchísimo la posibilidad de enfermar en periodos relativamente tempranos de nuestras vidas, esto es, en las décadas que van entre los cincuenta y los setenta.

Con muy poco esfuerzo puedes obtener un resultado enorme que se cifra en bienestar y en felicidad en una etapa importantísima de tu vida, que pueden ser décadas, en las que te encontrarás bien, pletórico de fuerzas y lleno de felicidad.

La cita del gran Linus Pauling que encabeza el libro es muy ilustradora. Muchas veces no nos damos cuenta de que, en la juventud, dado que uno no sabe cuál es su sitio en el mundo, es muy difícil ser feliz. El mundo está plagado de mitos, y uno de ellos es que los jóvenes son más felices que las personas mayores. El enorme mérito de Linus Pauling (en este campo, ten en cuenta que ganó dos premios Nobel, algunos méritos tendrá...) fue ver que los jóvenes no necesariamente son felices, porque aún no han encontrado su sitio en el mundo. Recuerda cuando tú mismo eras muy joven: no sabías quién iba a ser tu pareja en el camino de la vida, probablemente no tenías clara cuál iba a ser tu profesión, no sabías si te iba a ir bien o mal, ni los hijos que ibas a tener, ni cuál sería tu situación en la vida. Esto, que ofrece muchas posibilidades, a menudo nos llena de angustia. Uno tiene que tomar muchas decisiones, y muy importantes, en la juventud, tales como elegir pareja o la carrera profesional; en otras palabras, su sitio en el mundo. En ese momento es muy difícil ser feliz.

Por el contrario, si estás en la década de los sesenta o setenta, casi todo lo tienes ya organizado. Tienes claro cuál es tu pareja, tus hijos, tu profesión, adónde quieres llegar y adónde no tiene sentido aspirar a llegar... El problema es que a esas edades pueden empezar a manifestarse las enfermedades asociadas al envejecimiento. Más adelante veremos que envejecer no es una enfermedad, pero es cierto que existen enfermedades que se asocian al envejecimiento y, naturalmente, lo que hay que hacer es evitar por todos los medios la aparición de esas enfermedades, y para eso hay que cuidarse. Te tienes que dar cuenta de que los años que van de los sesenta a los noventa, si te cuidas, es muy probable que sean muy felices. Si no te cuidas vas a tener un alto riesgo de contraer enfermedades que te arrebatarán ese estado de felicidad del que hablo. Solo te deseo que te cuides para poder disfrutar de una enorme felicidad en las etapas finales de tu vida.

La figura 2 muestra cómo las personas que nunca fumaron viven más (la curva de supervivencia se desplaza a la derecha). El gráfico fue elaborado por sir Richard Doll, el gran epidemiólogo que demostró la asociación entre el cáncer y el consumo de tabaco, uno de los grandes descubrimientos del siglo xx. Nos sirve de ejemplo de cómo un simple cambio de estilo de vida (dejar de fumar) alarga la vida.[7]

7. Doll R., R. Peto, K. Wheatley, R. Gray, I. Sutherland, «Mortality in relation to smoking: 40 years' observations on male British doctors», *BMJ*, 309 (6959), (8 de octubre de 1994), pp. 901-911.

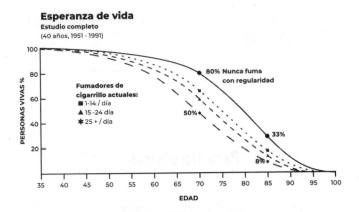

Fig. 2. No fumar alarga la vida. (Fuente: Doll *et al.*, BMJ, 1994, 3090: 901-011).

Como te repetiré varias veces en este libro, cuidarse es fácil, pero hay que saber qué hacer. Sin embargo, hoy en día, con tanta sobreinformación, modas cambiantes y perfiles de gente en las redes sociales con una gran audiencia, pero poco conocimiento informado acerca de los temas que tratan, es cada vez más complicado. Y hay que tener la fuerza de voluntad de ponerlo en marcha. Si lo haces, te anticipo un futuro verdaderamente esperanzador... No seas egoísta, cuídate.

Para no olvidar:

2

El envejecimiento saludable

¿Cuándo empieza el envejecimiento?

¿Preocuparme por envejecer bien? Bueno, eso es de mayores, aún falta mucho. Ahora tengo que luchar por la vida, criar a los hijos y, si tengo un rato libre pasármelo bien. Ya dejaré de fumar cuando sea mayor, que se cuiden los mayores... ¡Cuántas veces he oído ese tipo de frases! ¡Cuántas veces he escuchado comentar que pensar en el envejecimiento es de viejos, que lo propio de los jóvenes no es cuidarse, sino pasárselo bien a costa de lo que sea! Y esto es un error monumental. Quiero que pienses en lo siguiente: las causas del envejecimiento satisfactorio ocurren cuando se es joven. No creas que la causa del envejecimiento tiene lugar cuando uno es mayor. No sabemos exactamente cuándo empieza el envejecimiento, pero lo más razonable es pensar que empieza cuando acaba el desarrollo y esto, en general, se produce a los treinta años aproximadamente. Para algunas actividades como la gimnasia rítmica, ocurre mucho antes, incluso antes de los veinte, pero para las actividades generales de la vida, comienza alrededor de los treinta años. En efecto, la figura 3 muestra que la velocidad máxima en las carreras de 100 metros, en las de 800 metros y en la maratón, ocurre a los treinta años y decae progresivamente a partir de esa edad.

Hay que empezar a cuidarse ya a esa edad, como mínimo. Pero diré más, la etapa anterior a los treinta es un periodo en el que la educación es fundamental. Por tanto, educar a los jóvenes desde la niñez en el buen estilo de vida es crucial para que ellos lo sigan cuando sean adultos jóvenes y en etapas posteriores de la vida.

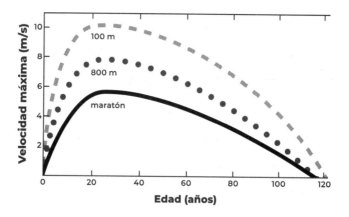

Fig. 3. La velocidad de los récords mundiales de carrera se alcanza, en todos los casos, aproximadamente en la misma edad.

Un estilo de vida inadecuado, por ejemplo, fumar o beber alcohol sin moderación o la inactividad, nos provocan alteraciones indeseables a los treinta años, pese a que no las notamos todavía, y se manifiestan cuando uno tiene bastantes años más, digamos que en la década de los sesenta. Y nadie quiere estar mal a una edad tan temprana como los sesenta...

Por favor, no esperes a tener un infarto para

comenzar a cuidarte. En mi vida profesional estoy cansado de ver pacientes que empezaron a hacer lo que digo en este libro después de sufrir un infarto, un ataque cerebral, una artrosis por sobrepeso... Mi mensaje quiere ser optimista: cuidarse es posible, se trata de llevar a cabo pequeños cambios para mejorar tu vida. Te garantizo que los resultados, en cuanto a duración de la vida y, sobre todo, calidad de vida, son espectaculares.

No hace falta que hagas todo lo que te propongo. Elige cuáles son tus puntos débiles y corrígelos. Insistiré a lo largo de todo el libro en que no tienes por qué llevar una vida espartana. Séneca, el sabio estoico español que fue prácticamente coetáneo de Jesucristo, en su obra *Sobre la vida feliz* nos dice que «nadie ha condenado la sabiduría a la pobreza».[8] Para Séneca, sabiduría es lo mismo que felicidad y, cuando hablaba de pobreza, se refería tanto a la pobreza material como sobre todo a la po-

8. Séneca, L. A., *op. cit.*

breza espiritual. Basta con pequeños cambios de estilo de vida, que son totalmente llevaderos, para lograr mejoras espectaculares en tu calidad de vida.

Mens sana in corpore sano. Este dicho clásico, que nos indica que el cuerpo sano es necesario para tener la mente sana, debe ampliarse: mente sana y cuerpo sano. Cuida el cuerpo y cuida la mente. Como se verá más adelante, la obesidad es muy peligrosa, así que cuida el cuerpo y evítala. Mente sana y cuerpo sano. Mente y cuerpo, al final, son una misma cosa, son dos manifestaciones del yo. El ejercicio físico también supone un ejercicio mental: las órdenes para movernos, para coordinar el movimiento, las sensaciones... todo es mental.

Déjame que termine esta sección diciéndote que rejuvenecer es posible. Un estudio publicado en enero de 2008 y firmado por Khaw y colaboradores, investigadores de la prestigiosa Universidad de Cambridge, en Inglaterra, muestra que con cuatro pequeños cambios en tu estilo de vida —no fumar, comer fruta, beber dos vasos de vino al día y hacer deporte moderadamente— alargarás tu vida catorce años.[9] Esto no es una promesa idílica, es un hecho científico comprobado por el Departamento de Epidemiología de la citada universidad. Naturalmente, nadie, y yo tampoco, va a prometerte la juventud permanente y eterna, que no es conveniente y, además, como hemos visto antes, no te va a llevar a ser feliz. Lo que la ciencia te puede pronosticar es que, cambiando tu estilo de vida, puedes modular el envejecimiento. Y en gran medida es posible revertir los daños asociados al paso del tiempo. Este estudio de la Universidad de Cambridge lo demuestra. Lo comento con más detalle más adelante.

9. Khaw K.T., N. Wareham, S. Bingham, A. Welch, R. Luben y N. Day, «Combined impact of health behaviours and mortality in men and women, the EPIC-Norfolk prospective population study», *PLoS Medicine*, 5 (1): e12 (8 de enero de 2008).

Los límites de la longevidad humana

Ya en noviembre de 1990, S. Jay Olshansky y sus colaboradores publicaron en la revista *Science* un trabajo titulado «A la búsqueda de Matusalén: estimando los límites de la longevidad humana».[10] Vivir muchos años, incluso prolongar la vida hasta los límites máximos que se pueda, es una aspiración de numerosas personas, y parece lógico. La vida sobre la tierra es maravillosa y los seres humanos desean vivir mucho y, desde luego, con buena calidad de vida.

Algunos de los mejores profesionales en el campo de la gerontología, e incluso en la sociedad en general, piensan que podemos llegar a vivir ciento cuarenta, doscientos e incluso más años. Por ejemplo, una conocida científica española, María Blasco, escribió un libro que ti-

10. Olshansky S. J., B. A. Carnes y C. Cassel, «In search of Methuselah: estimating the upper limits to human longevity», *Science*, 250 (4981), (2 de noviembre de 1990), pp. 634-640.

tuló *Morir joven, a los 140*. Esa es la misma cifra que propone la portada de la prestigiosa revista *Time* anunciando que «Este niño podría vivir ciento cuarenta años». Hay ideas mucho más arriesgadas, como las que proponen José Luis Cordeiro y David Wood en la obra *La muerte de la muerte*, en la que sus autores plantean que podremos llegar a ser inmortales.

La realidad de la ciencia actual es que parece haber un límite superior para la longevidad humana de alrededor de ciento quince años. En un trabajo publicado por la reconocida revista *Nature* se mostraba que, aunque la longevidad máxima ha avanzado bastante en tiempos recientes, parece que ha llegado a una especie de meseta (como se indica en la figura 4) de la cual no se antoja fácil que pasemos.[11]

---

11. Dong X., B. Milholland, J. Vijg, «Evidence for a limit to human lifespan», *Nature*, 538 (7624), (13 de octubre de 2016), pp. 257-259

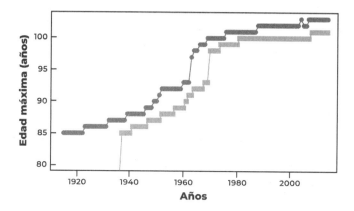

Fig. 4. Hay un límite de la longevidad humana. (Fuente: Dong y cols. 2016).

El ya citado Olshansky, en un trabajo muy reciente, publicado en 2024, es decir, casi treinta años después de su artículo aparecido en *Science*, concluye que es muy poco probable que haya una extensión radical en la longevidad humana durante el siglo XXI. Es más, observa que los avances en la longevidad máxima cada vez se producen más lentamente.[12]

12. Olshansky, S. J., B. J. Willcox, L. Demetrius, *et al.*, «Implausibility of radical life extension in humans in the twenty-first century», *Nature Aging*, (abril 2024), pp. 1635-1642.

Entonces ¿quiénes tienen razón, los que proponen que podremos vivir cientos de años, o los que aseguran que la vida está limitada a aproximadamente ciento quince años? A este respecto, me gusta recordar un hecho que ya ha ocurrido en la física y que tuvo lugar en el cambio del siglo XIX al siglo XX.

En 1897, el físico William Thomson, lord Kelvin, llegó a la siguiente conclusión: «No hay nada nuevo que descubrir en física ahora. Todo lo que queda es una medición cada vez más precisa». Pero en 1900 Max Planck propuso la teoría cuántica y en 1905 Albert Einstein la teoría de la relatividad. ¡Y el mundo de la física y el mundo en general cambiaron! Es muy importante darse cuenta de que nadie, absolutamente nadie, puede predecir los conocimientos futuros. Esto lo señala con mucha claridad el gran filósofo de la ciencia Karl Popper. El resumen del argumento es que, si los conocimientos futuros se pudieran saber ahora..., ya no serían futuros. Nadie podía predecir en 1895 que en diez años el mundo de la física iba a cambiar completamente, de arriba abajo. He puesto el ejemplo de lord Kelvin, uno de los físicos más prestigiosos de la época: fue elevado a la categoría de lord precisamente por sus descubrimientos, en concreto en el campo de la termodinámica. Pues bien, ni siquiera el gran lord Kelvin pudo anticipar la revolución que iba a ocurrir en el ámbito de la física.

¿Por qué cuento esta anécdota? Porque se aplica muy bien al mundo de la gerontología actual. Ahora mismo puedo afirmar aquí que, con los conocimientos actuales o los que se pueden prever siguiendo las tendencias del pensamiento científico actual, no podemos prolongar la vida cientos de años. No podemos ni siquiera llegar a la edad de ciento cincuenta o ciento sesenta años porque parece que hay un límite, hay un techo para la longevidad máxima. Pero ¿qué pasaría si aparece un genio del calibre de Einstein, y más aún, dos genios, uno del calibre de Einstein y el otro del calibre de Planck en el campo de la gerontología? Entonces el mundo podría cambiar... aunque es imposible que nadie sepa si eso va a ocurrir. Por tanto, no escuches las voces de los que dicen que con los conocimientos actuales podemos prolongar la vida indefinidamente, ni siquiera varios cientos de años, porque esas personas, por muy buenos investigadores que sean, no pueden anticipar la aparición de un genio que lleve a una revolución científica como la que ocurrió entre 1900 y 1905 en el campo de la física. Pero tampoco lo podemos excluir: si apareciese una revolución no sabemos lo que podría pasar. Con los conocimientos actuales todo lo que te puedo decir es que podemos vivir como máximo unos ciento quince años y lo que hemos de intentar es lograr una longevidad lo más saludable posible.

Envejecer es normal, no es una enfermedad, pero es tratable

Uno de los errores más comunes que veo en libros que tratan sobre la ciencia del envejecimiento y la longevidad es pensar que el envejecimiento es una enfermedad.

La idea más fácil para comprender que envejecer no es una enfermedad es que algo que le pasa a todo el mundo no puede ser una enfermedad, o tendríamos que cambiar el concepto. Pero, como veremos más adelante, esto no quiere decir que no pueda tratarse. El gran biólogo Leonard Hayflick, que ya he citado antes, propuso seis razones por las que el envejecimiento no puede considerarse una enfermedad, y las transcribo por su enorme importancia.[13] El envejecimiento no es una enfermedad por los motivos siguientes:

- Se presenta en todos los animales multicelulares que alcanzan un tamaño fijo en la madurez reproductiva.
- Ocurre en todas las especies, al menos de mamíferos.
- Se presenta en todos los miembros de una

13. Hayflick, L., *op. cit.*

especie, después de la edad de maduración reproductiva.

- Se presenta en todos los animales aislados de la naturaleza y protegidos por los seres humanos.
- Se presenta en prácticamente toda la materia animada e inanimada.
- Tiene la misma etiología molecular universal, es decir, la inestabilidad termodinámica (esencialmente, los daños que ocurren no pueden repararse con una eficiencia del cien por cien).

Los que proponen que el envejecimiento es una enfermedad, piensan que solo podemos tratar las enfermedades y, por tanto, si consideramos que el envejecimiento no es una enfermedad, entonces no podemos tratarlo... con las consiguientes repercusiones económicas. Pero pensar que solo pueden tratarse las enfermedades es una equivocación. Imagina que vas a la ginecóloga y te diagnostica que estás entrando en la menopausia, con la panoplia de síntomas y signos propia de la misma... La doctora te dirá que lo que te pasa *es normal* y que es propio de la edad. De acuerdo, dirás, pero deme un tratamiento para esto que me pasa, aunque sea normal. Lo mismo ocurre si entre los cuarenta y los cincuenta vas al oftalmólogo y te diagnostica presbicia (vista cansada). Te dirá que es normal a tu edad... Sí, responderás, pero trátemelo con gafas.

Pues lo mismo sucede con el envejecimiento: podemos tomar medidas para tratarlo, para retrasar sus efectos, para prolongar una longevidad saludable —el objeto de este libro—, pero no por ello tenemos que considerarlo como una enfermedad y a las personas mayores como enfermas. Otra cosa totalmente distinta es que haya enfermedades asociadas al envejecimiento como el alzhéimer o la artrosis, por nombrar solo dos, pero esto ya es otra historia que expongo a continuación.

Las enfermedades asociadas al envejecimiento

El hecho de que el envejecimiento no sea una enfermedad, sino un proceso normal, en absoluto quiere decir que no haya enfermedades que se asocian al envejecimiento.

La propia definición del envejecimiento implica que este es un proceso continuo en el cual se deterioran funciones del organismo que nos hacen ser más susceptibles de contraer enfermedades. En el fondo, en el envejecimiento lo que ocurre es que nos convertimos en menos tolerantes a las agresiones externas, sean estas infecciones, metabólicas, tóxicas o medioambientales. Así pues, una persona mayor es más susceptible a las enfermedades que se llaman «asociadas a la edad». Algunas enfermedades son prácticamente desconocidas en personas de menos de cuarenta años. Un ejemplo muy claro, pero no el único es la enfermedad de Alzheimer. Es rarísimo encontrar personas de menos de cincuenta años que lo padezcan. Pero bajo ningún concepto esta es la única enfermedad asociada al envejecimiento. Piensa en la enfermedad de Parkinson, en la arterioesclerosis o en la artrosis. La figura 5 muestra cómo muchas enfermedades aumentan su incidencia y la causa de muertes a medida que progresa la edad. El citado caso de la enfermedad de Alzheimer está muy claro, ya que prácticamente no hay ninguna muerte debida a esta enfermedad antes de los cincuenta y cinco años. La cifra se dispara cuando aumenta la edad. Este es un caso típico de enfermedad asociada al envejecimiento.

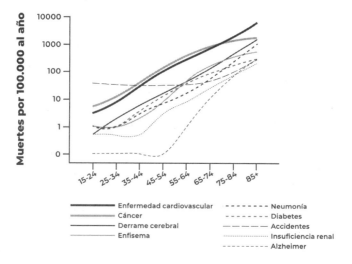

Fig. 5. Número de muertes por cien mil habitantes por año. (Fuente: Ana Koren, <https://www.researchgate.net/profile/Ana-Koren/publication/309655410>).

Naturalmente hemos de tratar las enfermedades asociadas al envejecimiento. Es más, debemos utilizar los conocimientos de ciencia básica sobre envejecimiento, es decir, todo lo que sabemos respecto a la gerontología, para entender e intentar tratar las enfermedades asociadas al envejecimiento. Gracias a una idea inicial del doctor Felipe Sierra, recientemente ha surgido el concepto de «gerociencia».[14] Esta es una rama nueva de la ciencia entre la gerontología y la geriatría, que busca mejorar el tratamiento de las enfermedades asociadas al envejecimiento a partir de los conocimientos adquiridos en ciencia básica del envejecimiento; en suma, en gerontología. Y aquí sí que tengo una gran esperanza. Sabemos mucho de la biología del envejecimiento. Sabemos mucho más ahora que hace treinta años cuando yo empecé a reflexionar sobre esto y a trabajar en este

14. Sierra F., «The Emergence of Geroscience as an Interdisciplinary Approach to the Enhancement of Health Span and Life Span», *Cold Spring Harb Perspect Med.*, 6(4): a025163 (1 de abril de 2016).

campo. Entonces sabíamos realmente muy poco. Y el gran error es intentar centrarse solo en el aumento del número de años de vida. Debemos esforzarnos en aplicar nuestros conocimientos de la ciencia básica del envejecimiento para curar las enfermedades que se asocian al mismo. ¿Por qué aparece más arteriosclerosis cuando uno se hace mayor? ¿Qué podemos aprender del fenómeno del envejecimiento para tratar una enfermedad que solo se da en personas mayores como es el alzhéimer? No vale decir: claro, aparece porque uno es mayor. Eso ya lo sabemos. Pero también sabemos mucho de por qué se pierden capacidades durante el envejecimiento y, por tanto, tenemos un campo de enorme futuro, y ya casi de gran presente, para tratar con éxito las patologías que se asocian al envejecimiento, y que nos permitirán mejorar mucho la calidad de vida de las personas mayores. Hay mucha esperanza en ello, y supone uno de los grandes retos. En este campo el futuro está verdaderamente abierto. Eso significa que los que estáis leyendo este libro podréis recibir tratamientos muy eficaces contra enfermedades asociadas al envejecimiento, que si no las curan, al menos, retrasarán la aparición de síntomas graves, y mejorarán mucho la calidad de vida, nuestra calidad de vida, en realidad, en un futuro previsible. Ya se puede decir que, para mejorar la posibilidad de tratar eficazmente las enfermedades asociadas al envejecimiento, lo que tenemos que hacer es modular la velocidad de nuestro envejecimiento, porque este proceso es modulable. De esta cuestión me ocupo a continuación.

La longevidad ha aumentado mucho en el siglo XX. ¿Qué podemos aprender de la gran diferencia en longevidad en países de la Unión Europea?

Acabamos de repasar la evidencia científica que muestra que cada especie tiene una longevidad máxima determinada genéticamente. Por ejemplo, una mosca vive unos sesenta días. Un ratón puede vivir hasta tres años y una persona puede vivir hasta unos ciento quince años. No se ha podido encontrar a nadie cuya longevidad, bien documentada, supere ese lapso mítico de ciento veinte años. Lo que sí puedes hacer es aproximarte a esa edad en las mejores condiciones posibles. La cantidad de centenarios, esto es, de personas que sobrepasan la edad de cien años, no cesa de aumentar. Ello se debe, sin duda, a los adelantos de la medicina preventiva, más que a la medicina curativa. No cabe duda de que un objetivo clave de la medicina radica en curar las enfermedades. Sin embargo, es muy importante que nos demos cuenta de que, para modular el envejecimiento, lo más importante es prevenir.

Quiero relatarte ahora un hecho de gran relevancia y que ya ha ocurrido: la longevidad media (no la máxima) de la población en España ha aumentado más en el siglo XX que en toda la historia conocida. Se observa en la tabla 1 que un hombre, a principios del siglo pasado, tenía una esperanza de vida de treinta y tres años y una mujer de un poco más de treinta y cinco.

TABLA 1

Evolución de la expectativa de vida (en años)
en el siglo xx

Año	Hombres	Mujeres
1900	33.8	35.1
1960	67.4	72.2
1980	72.5	78.6
1992	73.7	81.0

(Fuente: Fernández Ballesteros y cols., 1999).

En mi opinión, este es el mayor logro de toda la historia del siglo xx: haber alargado la vida media de la población. Piensa que, si tienes más de treinta y cinco años, y si la longevidad en España fuera la que había a principios del siglo xx, tendrías muchas posibilidades de haberte muerto ya. Con este ejemplo quiero señalar el papel crucial que tienen la prevención de las enfermedades y la promoción de la salud en la longevidad, y como vamos a ver después, en el bienestar.

La esperanza de vida en España es de ochenta y cuatro años, por una vez tenemos el récord (y un récord muy importante): nuestra longevidad es la mayor de Europa. La comparación de los datos en los países de la Unión Europea es muy ilustrativa. Aquí te muestro la esperanza de vida de todos los países de la Unión, ordenados de mayor a menor: España (84); Italia (83,8); Malta (83,6); Suecia (83,4); Luxemburgo (83,4); Francia (83,1); Bélgica (82,5); Chipre (82,5); Portugal (82,4); Países Bajos (82); Eslovenia (82); Dinamarca (81,9); Finlandia (81,7); Grecia (81,6); Austria (81,6); Alemania (81,2); República Checa (80); Estonia (78,8); Croacia (78,8); Polonia (78,6); Eslovaquia (78,1); Lituania (77,3); Hungría (76,9); Rumanía (76,6); Letonia (75,9); Bulgaria (75,8).

De estos datos se derivan dos importantes conclusiones. La primera, que en el marco de nivel de vida europeo los países más ricos no necesariamente tienen las mayores expectativas de vida; por ejemplo, Alemania está por detrás de Grecia, y Dinamarca está bastante por detrás de España y de Italia. Y la segunda, que la combinación de estilos de vida y de nivel económico (en algún modo), con mucha probabilidad determina diferencias de expectativas de vida realmente impresionantes. Piensa que en España tenemos casi diez años más de expectativa de vida que en países como Rumanía, Letonia o Bulgaria. Además, los datos de un país mediterráneo como Rumanía están próximos a los de un país báltico como Letonia; por lo tanto, la causa no es solo el clima o el nivel económico o el hecho de estar junto al Mediterráneo. Es probable que sea una constelación de factores los que determinan las diferencias en la expectativa de vida y esto nos debe llevar a la reflexión. ¿Qué hacemos bien en España? ¿Y qué hacen mal en países como Hungría, Letonia o Bulgaria? Incluso, ¿qué hacen mal en Alemania para tener tres años de expectativa de vida menos que nosotros? En este tipo de análisis, tres años es mucho. En España tenemos un sistema público y privado de salud que funciona muy bien, pero en Alemania también; es decir, la diferencia no radica en la cuestión de una medicina preventiva propiamente dicha, sino que hay algo en nuestro estilo de vida gracias a lo cual nosotros disfrutamos de la mayor longevidad de la Unión Europea y estamos entre las cuatro mejores del mundo.

Claro, ahora me puedes plantear: ¿y se puede hacer algo para alargar la vida media de la población europea otros cincuenta o sesenta años? Mi respuesta es que, casi seguro, que eso no se puede conseguir. Si alargásemos la vida cincuenta años más, tendríamos una vida máxima de ciento cuarenta años y esto, como ya hemos visto, con los conocimientos actuales, no se puede lograr. Lo que sí se puede hacer es modular la velocidad del envejecimiento para alargar la vida unos quince años, ¡que es mucho! Insisto, es muy importante remarcar que, aunque parezca fácil, no resulta tan sencillo llevarlo a cabo. Pero quiero reiterar que esto no es algo utópico. Es científico, es real. No es solo una opinión mía, está basado en hechos completamente confirmados por la comunidad científica.

Para no olvidar:

3

El envejecimiento no satisfactorio: fragilidad y dependencia

La fragilidad: un síndrome geriátrico

El mundo de la geriatría asistió a un cambio sustancial a principios del presente siglo cuando Linda Fried y sus colaboradores, especialmente Jeremy Walston, publicaron un estudio afirmando que existía un fenotipo de persona mayor frágil. El concepto de la fragilidad en geriatría había aparecido. ¿Y qué es una persona frágil? La definición más común de fragilidad, propuesta por el geriatra español Leocadio Rodríguez-Mañas y la propia Linda Fried, es que se trata de «un síndrome biológico asociado a la edad que se caracteriza por una disminución de las reservas biológicas, debido a la desregulación de varios sistemas fisiológicos, lo que pone a un individuo en riesgo cuando enfrenta factores estresantes menores y se asocia con mal pronóstico».[15] Este concepto puso el foco en el envejecimiento saludable. Linda Fried declaró al respecto: «Mi interés en la ciencia del envejecimiento saludable se ha guiado por la creencia de que la ciencia y la sociedad, trabajando en conjunto, pueden optimizar nuestra capacidad innata para la buena salud». El planteamiento de la doctora Fried coincide bastante con la idea general que me ha animado a escribir este libro. Podemos hacer cosas para promocionar el envejecimiento saludable. En un desarrollo posterior, al cumplirse veinte años de que viera la luz el trabajo original, Fried, Walston y otros colaboradores

15. Rodríguez-Mañas L., L. P. Fried, «Frailty in the clinical scenario», *Lancet*, 385(9968): e7-e9 (14 de febrero de 2015).

publicaron en 2021, en la revista *Nature Aging*, un interesante artículo titulado «El síndrome de fragilidad física como transición de la sinfonía homeostática a la cacofonía».[16] Este texto es una reflexión después de transcurridas dos décadas del trabajo pionero sobre la idea que, en las personas mayores, cuando el envejecimiento no es satisfactorio los mecanismos homeostáticos —es decir, los mecanismos de control— en vez de sonar como una sinfonía suenan como una cacofonía, o sea que suenan mal. Resulta crucial desde el punto de vista del médico, especialmente en atención primaria, y es muy importante que lo conozca también el público en general, discernir cuáles son los signos y síntomas fundamentales de la fragilidad de las personas mayores. Estos son: dificultad o lentitud al andar; dificultad en levantarse de la silla; pérdida de fuerza de agarre en las ma-

16. Fried L.P., A.A. Cohen, Q.L. Xue, J. Walston, K. Bandeen-Roche y R. Varadhan, «The physical frailty syndrome as a transition from homeostatic symphony to cacophony», *Nature Aging*, 1 (1), (enero de 2021), pp. 36-46.

nos; pérdida espontánea de peso y sensación de encontrarse débil. Piensa que, planteando estas cinco cuestiones, contando con que las cuatro primeras se pueden medir sin dificultad, resulta factible diagnosticar un estado de fragilidad en apenas unos pocos minutos. Y esto es de vital importancia porque la fragilidad nos lleva a estados de deterioro serio como la dependencia, o a padecer enfermedades asociadas al envejecimiento, que se dan con más frecuencia cuando el enfermo es frágil. Contaré aquí una anécdota. Estábamos en un congreso en Madrid y el doctor Walston se fue a ver el museo Thyssen, donde hay un cuadro del barón Thyssen ya mayor. Jeremy Walston me mandó una foto de la pintura y me dijo: «Aquí tienes la imagen de un hombre frágil». Es decir, solo mirando a la persona, en este caso era un cuadro excelente, ya se puede diagnosticar que su estado es frágil. La importancia de la fragilidad es que no es irreversible o, al menos, resulta parcialmente reversible. Más adelante en este libro, en la parte dedicada a la intervención para promover el envejecimiento saludable mediante ejercicio físico, informaré sobre unos ensayos clínicos, que hemos hecho en nuestro grupo de investigación sobre la eficacia de los ejercicios físicos, programados solos o en combinación con suplementación nutricional, para evitar la aparición de la fragilidad y, especialmente, su progresión hacia la dependencia.

Porque la dependencia es un grave problema que se presenta ante las personas mayores. Es la manifestación más clara del envejecimiento no satisfactorio o, dicho de otro modo, del fracaso de las prácticas para promover un envejecimiento satisfactorio que conlleve la felicidad de las personas mayores, la cuestión fundamental de este libro.

La fragilidad: el momento de intervenir para tratar enfermedades asociadas al envejecimiento

La fragilidad supone una disminución de la capacidad del organismo para reaccionar ante agresiones externas. Esto que ocurre en las personas mayores, o al menos en muchas de ellas, predispone a la aparición de enfermedades crónicas que se asocian al envejecimiento. Si conseguimos mantener a raya una, por ejemplo, la diabetes, entonces el paciente contrae otra, que puede ser la arteriosclerosis o la artrosis o el alzhéimer. La intervención que tiene más sentido radica en aumentar la capacidad de resistir a las agresiones que se presentan, es decir, aumentar la resiliencia y disminuir la fragilidad. Por tanto, la fragilidad es el mejor momento para intervenir en las enfermedades asociadas al envejecimiento. Y, además, es el momento crítico para evitar la transición a la dependencia que, como vamos a ver, supone un drama personal y social que es, en buena medida, evitable.

La dependencia

La dependencia, como su propio nombre indica, es un estado en el que la persona no puede valerse por sí misma, no puede realizar ni siquiera las actividades fundamentales de la vida diaria como asearse, ir al lavabo, vestirse, comer, etc., sin la ayuda de alguien. Hemos de centrar todos nuestros esfuerzos en evitar la dependencia. Se trata naturalmente de la dependencia física, porque el enfermo ya no puede valerse por sí mismo.

La dependencia tiene un tremendo coste personal, físico y psicológico, que es lo que más me preocupa a mí como ser humano y como médico. Insisto en este punto en la idea fundamental que quiero proponer en este libro: la responsabilidad para evitar llegar a la dependencia es, en cierta medida, individual. Naturalmente hay una responsabilidad social si esta ocurre (y en muchos casos desgraciadamente va a ocurrir), pero para eso está una sociedad civilizada, avanzada, humana y culta como la nuestra, para evitar al máximo el sufrimiento de las personas dependientes y facilitarles que puedan llevar una vida lo más feliz posible.

El coste económico de la dependencia

Pero además, la dependencia tiene un gran coste económico. En nuestro grupo de investigación hemos cuantificado el coste en cuanto a las ayudas sociales que tiene una persona mayor, conocido en el mundo de la geriatría como un anciano vigoroso, y el coste que tiene una persona dependiente.

La figura 6 muestra los valores a los que me refiero.

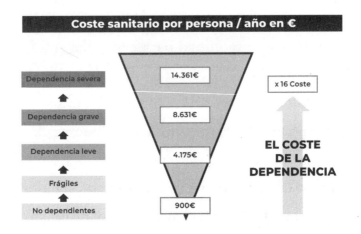

Fig. 6. El coste económico de la dependencia.

Calculamos estos valores en 2022: una persona vigorosa tiene un coste de unos 900 euros al año, es decir, unos 70 euros al mes, mientras que una persona dependiente requiere un coste social de más de 14.000 euros al año, lo que significa más de 1.000 euros al mes. Naturalmente, la persona que ayuda a la dependiente tiene que tener un sueldo digno. Es verdad que un cuidador puede atender a más de una persona dependiente, pero también es cierto que esto tiene un límite y, tal y como hemos calculado, hay un coste de unos 14.000 euros al año por persona dependiente.

El número de personas dependientes no deja de crecer

El Consejo Europeo, en su sesión especial celebrada en Lisboa en el año 2000, predijo que en 2020 un tercio de la población europea de más de sesenta y cinco años sería dependiente de los otros dos tercios (figura 7). Es decir, de cada tres personas una sería dependiente y las otras dos tendrían que cuidarla. También predijeron que, en 2050, si no cambian las cosas, en Europa, una persona de cada dos —es decir, la mitad de la población de más de sesenta y cinco años— sería dependiente de la otra mitad.

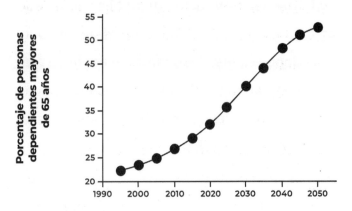

Fig. 7. La proporción de personas mayores dependientes no para de aumentar. En 2050 llegaremos a que la mitad de los adultos mayores de sesenta y cinco años serán dependientes. (Fuente: Consejo Europeo, Lisboa, 2000. Eurostat).

Desgraciadamente, la predicción sobre lo que iba a ocurrir en 2020 se ha cumplido con exactitud. Un estudio del Banco Bilbao Vizcaya Argentaria (BBVA) mostró que, en 2022, tanto a nivel de España como a nivel de la Comunidad Valenciana, la tercera parte de las personas mayores de sesenta y cinco años eran dependientes. Si no cambiamos pronto las cosas, podrá llegar a verse también cumplida la segunda predicción del European Council Meeting: en 2050 la mitad de las personas de más de sesenta y cinco años en Europa serán dependientes.

El número de personas dependientes en España, según el estudio del BBVA antes citado, en 2022 era de 1,3 millones aproximadamente. Por tanto, el coste de la dependencia en España es en la actualidad de 14.000 × 1,3 millones = 18.000 millones de euros por año.

La perspectiva es aterradora, pero hay esperanza. En la segunda parte del libro, en la sección de las intervenciones, mostraré que la dependencia se puede retrasar de manera sustancial, y este es un aspecto clave que me gustaría que moviera al lector a la reflexión.

Para no olvidar:

SEGUNDA PARTE

INTERVENCIONES PARA MODULAR EL ENVEJECIMIENTO

4

Interviniendo en el envejecimiento: el tiempo

Puedes modular la velocidad de tu propio envejecimiento y tu calidad de vida cuando envejezcas

Quiero compartir contigo este mensaje tan esperanzador. La idea de que podemos modular la velocidad de nuestro envejecimiento y, sobre todo, la calidad de vida que experimentamos a medida que vamos cumpliendo años, es realmente alentadora. Como ya hemos tratado antes, la vida eterna no es algo a lo que debamos ni podamos aspirar (aunque este tema daría para otro libro...). Es cierto que no podemos ni debemos aspirar a vivir eternamente, pero sí podemos enfocarnos en vivir de manera plena y satisfactoria. Y aquí sí que puedo decirte que tienes mucho que ganar... o mucho que perder. Si uno se para a pensarlo, lo importante no es tanto vivir muchos años, como vivirlos de una forma satisfactoria, plena y llena de felicidad. El mensaje esperanzador es que con pocas modificaciones en tu estilo de vida tú puedes lograrlo. Por otro lado, tengo que decirte, y lo veremos más adelante, que, si haces lo contrario, esto es, si adquieres hábitos tóxicos (y no me refiero solo a tóxicos mayores como las drogas), se acortará mucho tu vida. Te voy a poner un ejemplo: una persona obesa, o sea, una persona cuyas articulaciones de las rodillas tienen que soportar 20, 30 o quizá 40 kilos más de los que les corresponden, es muy probable que, a partir de los cincuenta o sesenta años, sufra dolor en las rodillas y en otras articulaciones del cuerpo, lo cual le causará una enorme desazón y, en definitiva, un gran malestar. Es probable que estos dolores no le acorten mucho la vida, pero sí le van a restar una calidad de vida que es muy importante preservar. Hablaremos de la dieta más adelante. Sé, por mi larga experiencia profesional, que perder peso no es fácil. Pero piensa que, si pierdes 15 kilos, tus rodillas estarán sufriendo 15 kilos menos de peso cada paso que des, los siete días de la semana. Ponte una mochila con 15 kilos y pasa un día con la mochila puesta. Notarás entonces lo que sufren tus huesos si pesas 15 kilos más de lo que te conviene.

Pero, como he comentado, la importancia de la alimentación la veremos más adelante. El mensaje fundamental que quiero transmitirte es que con las modificaciones en tu estilo de vida, que vamos a ir viendo, puedes alargar tu vida, y sobre todo, tu calidad de vida, en una etapa en que se puede ser muy feliz si uno se ha cuidado. Y además cuidarse es factible.

Nada más lejos de mi intención que proponerte un régimen de vida aburrido, espartano y, en último extremo, desagradable. Pretendo todo lo contrario: darte las herramientas para disfrutar de la vida y poder seguir disfrutándola muchos años más. Vivir es, y ha de ser, un regalo, no una carga, y si entras en la dinámica positiva, las satisfacciones son enormes.

Así que te animo a que te unas a esta dinámica de cuidados para envejecer mejor. La felicidad y la plenitud están al alcance de tu mano, y cada pequeño paso cuenta. ¡Vamos a disfrutar del viaje hacia una vida más saludable y satisfactoria!

El arte del tiempo

He querido comenzar este apartado con el título de un libro, que leí hace muchos años, de Jean-Louis Servan-Schreiber, publicado en 1983. Este escritor pertenecía a una familia de ilustres analistas políticos y sociales. Su hermano Jean-Jacques, en la década de los años setenta, escribió dos libros fundamentales para entender la política de la segunda mitad del siglo xx: *El desafío americano* y *El desafío mun-*

dial. Pues bien, Jean-Louis se preocupó de cuestiones más profundas como, por ejemplo, nuestra relación con el tiempo. La principal tesis que defiende en su libro es que el tiempo es nuestro mejor amigo o nuestro mayor enemigo. Si usamos mal el tiempo, este operará en nuestra contra, y además nos acortará la vida. ¿Has notado la enorme presión que ejerce sobre tu espíritu la falta de tiempo? Imagínate que estás intentando pasar un semáforo y ves que se pone rojo justo antes de pasar tu coche. En realidad, se trata de segundos, raramente un semáforo está en rojo durante más de un minuto y, sin embargo, estamos nerviosos en muchas ocasiones, incluso ansiosos, buscando ganar esos segundos para llegar a nuestro destino. Si sales cinco minutos antes y te planteas que en realidad vas a llegar prácticamente al mismo tiempo, aunque se cierren un par de semáforos, el estrés del trayecto se reducirá mucho. Te pongo este ejemplo porque en las grandes ciudades mucha gente pasa literalmente horas en el coche cada día.

Mi amigo el tiempo. El movimiento *slow*

Si consigues usar bien tu tiempo notarás que una de las principales fuentes de estrés en tu vida simplemente desaparece.

Uno de los movimientos que más me han impresionado en las últimas décadas es el movimiento *slow*. Todo empezó con la objeción popular a que se abriera un restaurante de comida rápida en la plaza de España en Roma. Eso fue una chispa que inició lo que se ha convertido en un movimiento mundial, conocido como *slow* («lento»). Este movimiento propone hacer las cosas despacio y bien. Naturalmente, no se trata de hacerlo todo despacio. El problema es que el ritmo de vida se está acelerando continuamente y esto causa estrés. Habrás notado que, con frecuencia, intento señalar que el estrés excesivo acelera el envejecimiento. Este asunto, que es fundamental, lo trataré en otro capítulo del libro.

La idea esencial del movimiento *slow* es que debes elegir lo que tienes que hacer para poder hacerlo despacio y bien. Solo haciendo las cosas con menos prisa de lo que las hacemos, con más concentración, sabiendo estar más presentes y conscientes, podremos lograr la felicidad auténtica. Los partidarios del movimiento *slow* se fijan, por ejemplo, en la manera de comer. Habrás observado que muchísima gente come a una velocidad increíble. ¿Te has planteado saborear cada bocado de la comida que ingieres? ¿Te das cuenta de que en realidad no paladeas los alimentos? La evidencia científica demuestra que la gente que come deprisa suele engordar. En realidad, comemos más de lo que debemos porque no apreciamos el valor gastronómico y apetecible de cada comida que hacemos. Simplemente, si comes más despacio, descubrirás que comes menos. Además, la digestión en la boca requiere tiempo. La saliva es enormemente rica en jugos digestivos, sobre todo en enzimas que ayudan a la correcta digestión ya en la boca. Si engulles los alimentos rápidamente, a las enzimas de la saliva no les da tiempo a hacer su correcta función. El movimiento *slow* propone, por tanto, comer despacio. Pero no se centra solo en el comer, sino en general en todas las actividades de la vida. El periodista canadiense Carl Honoré escribió un libro interesantísimo titulado *Elogio de la lentitud*.[17] En él detalla muchos aspectos de nuestra vida diaria que, en su opinión y en la de los seguidores del movimiento *slow*, deberían hacerse más despacio. No se trata solo de comer. Los miembros del movimiento *slow* hablan de un nuevo estilo de vida. Hay ciudades enteras que se han adherido a esta corriente cultural. La primera fue la localidad italiana de Bra, una pequeña ciudad en el Piamonte, región del norte de Italia. Pues bien, a cincuenta kilómetros del bullicio de Turín se encuentra esta localidad en la cual sus habitantes han decidido que toda la ciudad sea *slow*. En España el primer municipio que se sumó al movimiento *slow* es el de Rubielos de Mora en Aragón. Los

17. Honoré, C., *Elogio de la lentitud*, Barcelona, RBA, 2005.

coches deben ir despacio, la gente intenta no correr. En general se trata de mantener una productividad y una vida acorde con los tiempos modernos, pero no de manera precipitada y frenética.

La figura 8 muestra una lancha rápida y mi (relativamente) lento velero. Son dos modos de navegar. En la primera, lo importante es llegar a sitios bonitos enseguida y disfrutar de ellos. En el segundo, lo importante es el viaje; como diría Machado: *Caminos sobre la mar*. Ahora una opinión personal: no tengo nada contra las rápidas motoras... pero me inclino por los pausados veleros.

SLOW: EL ARTE DEL TIEMPO

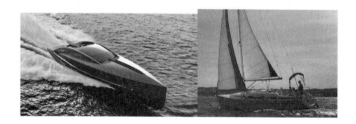

Fig. 8 Dos modos de viajar.

No hagas correr al tiempo: la prisa acorta la vida

¿Te has dado cuenta de que muchas veces hablamos de los tiempos que corren? ¿Cuántas veces has dicho «en los tiempos que corren pasa esto y esto»? Hacemos correr al tiempo. Y si aceleramos el tiempo (esto es, nuestra percepción subjetiva del tiempo) aumentamos nuestra edad biológica, envejecemos.

Los pedagogos empiezan ya a documentar el error que cometemos metiendo prisa a los niños: «Corre, haz los deberes», «Corre, que llegamos tarde al colegio», o al fútbol o a lo que sea... pero corre. Nunca, nunca, decimos «vayamos tranquilamente al colegio o al fútbol o a ver a la abuela...», siempre corre, corre...[18] Les estamos condicionando para el resto de sus vidas El conocido médico indoamericano Deepak Chopra escribió en su libro *Rejuvenecer y*

18. Urios, G., *Ayúdame a crecer*, Valencia, NPQ, 2022.

vivir más que la prisa acorta la vida.[19] No hay evidencia científica demostrada para apoyar esta afirmación, pero ello no quiere decir que no sea verdad. No estoy seguro de si el hecho de tener prisa va a hacer que vivas menos, pero es altamente probable que esta prisa te cause estrés. Y eso sí que va a acortarte la vida. No puedo evitar hacer hincapié en esto: evita las prisas. Prográmate mejor el tiempo. El movimiento *slow* es una nueva forma de ver la vida basada en tener menos prisa. En este sentido, creo que es un movimiento revolucionario y del máximo interés.

Recuerda lo que comentaba el general Eisenhower cuando programaba la invasión de Europa por los aliados contra los nazis: «La mayoría de las cosas importantes no son urgentes y la mayoría de las urgentes no son importantes». ¡Hay que hacer lo importante antes que lo urgente! Decide lo que es importante, aprende a priorizar, no quieras llegar siempre a todo. Este

---

19. Chopra, D. y D. Simon, *Rejuvenecer y vivir más*, Barcelona, Vergara, 2002.

es uno de los aspectos más críticos de toda mi aproximación a un estilo de vida más relajado y mejor para preparar la vejez. Muchas, muchísimas veces, hacemos cosas que realmente no son importantes y que además no nos gustan. En tu trabajo tienes que decidir en qué aspectos te centras. Y esto es, de verdad, muy difícil, ya que recibimos una masa de información abrumadora. Supongo que a ti te pasa como a mí: recibimos más información de la que podemos digerir: estamos en la época de la sobreinformación. En mi campo de trabajo como investigador científico hay hechos que son impresionantes. Por ejemplo, hay más científicos vivos en la actualidad que en toda la historia anterior. Se publican más trabajos ahora que nunca en la historia escrita. Es verdad que tenemos también métodos de recuperar información a través de internet y del uso de los ordenadores, y no digamos la inteligencia artificial, que está en pleno auge, cosas que, cuando yo empecé a trabajar, ni se podían vislumbrar. Pero, de todos modos, la masa de información es aplastante.

Los ladrones del tiempo

En 1921, Ramón y Cajal publicó *Charlas de café*, un libro ameno repleto de anécdotas de su vida, que recopiló en diversos cafés, charlas y casinos que frecuentó. En una de sus reflexiones, Cajal afirma: «Hay personas por todo extremo excelentes y respetuosas; respetarán tu mujer, tu honra, tu fama y tu dinero, todo menos una cosa: tu tiempo». Al leer esta frase en una edición de 1942, me causó risa, pero también me llevó a reflexionar profundamente. Sin duda, los ladrones de tiempo son uno de nuestros mayores enemigos.

Además de las personas pesadas y poco respetuosas, quiero hablarte de cuatro ladrones de tiempo que no existían en los años veinte, cuando Cajal escribió su libro: el teléfono móvil, el correo electrónico, la televisión y las redes sociales. No quiero que pienses que estoy en contra de estos avances; nadie en su sano juicio podría imaginar vivir en una gran ciudad, o en cualquier lugar, sin un móvil, sin correo electrónico y sin televisión. He repetido en varias ocasiones que no es bueno convertirse en un anacoreta, y tú tampoco deseas eso.

Lo que quiero enfatizar es la importancia de seleccionar con sumo cuidado cuándo contestas el teléfono, cuánto tiempo dedicas al correo electrónico y cuánto tiempos pasas viendo la televisión. No puedo ofrecerte una norma específica sobre el uso del teléfono móvil, ya que cada uno debe organizar su vida de acuerdo a sus necesidades. Sin embargo, ten en cuenta que, si estás conversando con alguien y el teléfono interrumpe constantemente, tu interlocutor puede sentir que no le prestas la atención que merece, y es probable que tenga razón. Esto también afecta a tu capacidad de concentración, lo cual es perjudicial. Los ingleses utilizan la palabra *focused* para referirse a estar concentrado en algo. Si logras estar plenamente consciente y enfocado, serás mucho más feliz. En el capítulo 5, hablaré sobre la meditación y la importancia de estar concentrados en lo que hacemos. Es difícil ser feliz y llevar una vida plena si estamos dispersos en múltiples actividades al mismo tiempo. Por lo tanto, usa tu teléfono móvil con sabiduría.

Lo mismo se aplica al correo electrónico. Muchos de nosotros recibimos docenas, a veces cientos, de mensajes cada día, lo que nos roba horas valiosas. Hemos perdido el hábito de enviar cartas, y es probable que el correo tradicional se convierta en algo casi testimonial en el futuro. Uno de los problemas del correo electrónico radica en que es gratuito; si enviar un correo costara, aunque sea un céntimo, la gente enviaría menos mensajes innecesarios, y el *spam* prácticamente desaparecería. En cualquier caso, intenta reducir al mínimo el tiempo que pierdes con el correo electrónico. En cuanto a la televisión, los dos ladrones de tiempo que mencioné antes están más relacionados con la vida laboral, mientras que este se vincula con el ocio. No quiero que pienses que estoy en contra de ver la televisión; de hecho, algunos estudios han demostrado que las familias que deciden dejar de ver la televisión durante ciertos periodos de tiempo, como dos o tres semanas, suelen sentirse menos felices que aquellas que la ven. La televisión puede ser una buena forma de ocio, pero es crucial que elijamos bien los programas que queremos ver. Además, hay que tener en cuenta la cantidad de anuncios que se emiten: si observas la duración de una película de hora y media, comprobarás que, entre anuncios y cortes, se nos roba más de media hora de tiempo. Es fundamental que reconozcamos que nos están robando lo más valioso que tenemos: nuestro tiempo.

Es interesante reflexionar sobre nuestro consumo de televisión. Muchas veces, nos encontramos frente a la pantalla sin un verdadero interés, simplemente la vemos porque estamos cansados al final del día. Es como si la televisión se convirtiera en un refugio pasivo donde hacemos *zapping*, pero en realidad no estamos disfrutando de nada en particular. Esto puede llevarnos a una sensación de descanso incompleto y, a menudo, de pérdida de tiempo.

Te propongo un pequeño reto: antes de encender la televisión, elige un programa específico que realmente quieras ver y dedícate solo a eso. Además, considera que hay muchas otras formas de disfrutar y relajarte en casa que no implican ver la televisión. Por ejemplo, el movimiento *slow* sugiere la lectura como una alternativa maravillosa. No es necesario que te sumerjas en libros complejos; hay novelas entretenidas y ligeras que pueden ser muy gratificantes. Encuentra un libro que te haga reír o que te atrape, y verás cómo la lectura puede ser más reparadora que ver la televisión.

Por último, están las redes sociales. A. T. Fahid comenta que las redes sociales han adquirido una relevancia ineludible en nuestra vida cotidiana, proporcionando una plataforma propicia para la interacción, el intercambio de ideas y el descubrimiento de contenidos diversos. No obstante, la creciente cantidad de tiempo que dedicamos a estas plataformas suscita inquietudes respecto a su influencia en nuestra vida diaria.

Estas redes nos ofrecen un sinfín de recursos, desde noticias de actualidad hasta entretenidos vídeos y relatos personales. Su naturaleza adictiva nos atrae con frecuencia, sustrayendo nuestro tiempo y atención de actividades potencialmente más productivas.

A nivel global, la situación es alarmante; una investigación de la empresa Asurion revela que los consumidores en Estados Unidos utilizan sus dispositivos móviles 352 veces al día, lo que equivale a una interacción cada dos minutos y 43 segundos.

Y no olvides que puedes hacer ejercicio físico en casa: el mercado está lleno de bicicletas estáticas, cintas andadoras, pesas, incluso cuerdas para saltar a la comba. Yo soy un partidario convencido del ejercicio al aire libre, pero no por esto debemos olvidar que también podemos practicar un ratito de ejercicio en casa. Pruébalo. Verás cómo te encuentras mucho mejor y además más relajado. Pero de las ventajas del ejercicio físico hablaremos más adelante

Usa el tiempo libre para descansar de modo creativo

Aprovechar el tiempo libre de manera creativa es fundamental para nuestro bienestar. La periodista Christine Gorman, en un artículo de la revista *Time*, destaca la importancia de elegir actividades que realmente nos ayuden a recuperarnos cuando estamos cansados. Imagina que llegas a casa después de un largo día de trabajo mental. En lugar de optar por hacer un poco de ejercicio, disfrutar de un baño relajante o meditar durante unos minutos, es común que caigamos en la trampa de picar algo de la nevera y quedarnos dormitando frente a la televisión viendo un programa sin sentido.

Esta elección no es la más beneficiosa. Si decidimos hacer esas actividades que realmente nos revitalizan, como el ejercicio o la meditación, nos sentiremos más felices, relajados y en sintonía con nosotros mismos. A menudo nos resistimos a hacer lo que nos haría bien y, en su lugar, elegimos la inactividad, que no solo puede contribuir a ganar peso por el picoteo, sino que también interfiere en un sueño reparador.

Es importante recordar que quedarnos medio dormidos frente a la tele puede impedirnos alcanzar un descanso profundo por la noche. Así que la próxima vez que te sientas cansado, elige hacer algo que te beneficie. Si descubres que actividades como caminar, practicar ejercicio moderado o tomar un baño te ayudan a sentirte mejor, ¡hazlo! No te dejes llevar por la comodidad de la inactividad. Aprovecha tu tiempo libre para cuidar de ti mismo y mejorar tu bienestar.

No rellenes el tiempo libre con más y más actividades

Aprovechar mejor el tiempo no es llenarlo más y más y convertir la vida en una carrera de ratas. Hay docenas, cientos, de libros sobre cómo un ejecutivo actual debe usar mejor el tiempo. Por el amor de Dios, ni se te ocurra programarte el tiempo para rellenarlo más. Es el camino equivocado. Programarte el día significa elegir cuidadosamente qué tienes que hacer para hacerlo despacio y bien. No pienses que debes organizarte para hacer más cosas. Esto te lleva al camino absurdo, al círculo vicioso de hacer más y más y más hasta que uno se vuelve loco. Por tanto, un consejo para aumentar tu longevidad es este: prográmate el tiempo para hacer despacio las cosas bien, no para hacer más cosas.

Vuelvo al título de uno de los apartados de este capítulo: «Mi amigo el tiempo». Haz que el tiempo sea tu amigo, no tu enemigo. Si lo logras, se te abrirán unas posibilidades enormes. Y tu vida cambiará. No tienes nada más precioso que el tiempo, así que úsalo sabiamente. Sé consciente de lo que haces en cada momento y tu estrés se reducirá. Además, es muy probable que seas más productivo si haces las cosas despacio y bien, que si haces muchas cosas deprisa (y regular). Lo lento es bello... y útil.

Para no olvidar:

5

Interviniendo en el envejecimiento: el estrés

Hacia la paz interior

Entramos ahora, querido lector, en un capítulo de enorme trascendencia. A estas alturas del libro, ya te has dado cuenta de que cuidarse más supone cambiar de estilo de vida (y practicar seriamente la medicina preventiva mediante chequeos periódicos, pero de esto hablaré más adelante). Pues bien, el cambio de estilo de vida tiene como uno de los objetivos fundamentales disminuir el estrés absurdo e inútil en el que nos hallamos inmersos.

He tomado prestado el epígrafe de este apartado del título de un libro de un monje tailandés fallecido hace poco, que fue probablemente una de las personas más lúcidas del mundo. Me refiero a Thich Nhat Hanh y su obra *Hacia la paz interior*. En este libro el autor, de una manera extraordinariamente bondadosa, une enseñanzas budistas antiguas con las exigencias de la vida moderna. La clave radica en disminuir el estrés de la vida en las grandes ciudades-hormiguero del mundo.

El estrés como reto o como amenaza: un arma de doble filo

Como veremos más adelante, el estrés fue definido por Hans Selye en los años treinta del siglo pasado como la reacción del organismo a una agresión externa. Esta agresión no tiene por qué ser física. De hecho, en la actualidad la mayor parte de las veces se trata de una agresión psíquica. Es más, no es necesario que la situación que vemos como un peligro sea real. Lo fundamental es cómo la percibimos nosotros. Hoy día hemos llegado a la conclusión social de que el estrés es algo necesariamente malo, pero no es así. De acuerdo con el profesor Vicente Simón de la Universidad de Valencia, y querido amigo mío, la respuesta al estrés nos sirve para afrontar el reto, es decir, para defendernos contra una circunstancia que percibimos como un peligro. También nos sirve para conectarnos con los demás: piensa que, si se produce una situación de agresión real a un grupo, todos los miembros de dicho grupo apartan sus diferencias y se unen para defenderse contra esa agresión. Finalmente, el estrés nos sirve porque nos ayuda a aprender y a crecer.

El profesor Vicente Simón afirma que hay tres fases que debemos plantear como una situación racional ante situaciones estresantes. En primer lugar, reconsidera tu respuesta al estrés, es decir, decide si tu posible respuesta al estrés es conveniente para ti. En segundo lugar, elige la respuesta al estrés: dicho de otro modo, de las posibles opciones que tienes para responder a una situación estresante te conviene una más que otras y esa es la que debes elegir. Finalmente, de un modo constructivo, aprovecha tu respuesta al estrés para crecer.

Hay un método sencillo que me ayuda mucho cuando yo mismo me planteo las situaciones estresantes: en primer lugar, para averiguar qué es lo que me está estresando, de un modo metafórico, intento sacarlo de mi cuerpo y verlo. Y entonces pueden pasar dos cosas. Es posible que ante la situación estresante yo me dé cuenta de que tengo recursos para resolverla. En este caso estoy ante un reto y lo que tengo que hacer es gestionar mis recursos para resolver esa situación estresante que yo veo como un reto y que me puede permitir crecer. En el otro lado de la moneda está la situación estresante que yo percibo que no puedo resolver. En ese caso estoy ante una amenaza que será real o percibida. Si es real, en tal coyuntura, lo más sensato es pedir ayuda. Me gusta poner un símil taurino. Imagínate que estás en una plaza de toros. En el centro de la plaza hay un toro y también un torero profesional. Qué duda cabe que el torero percibe al toro de lidia como un estrés, pero también sabe que tiene recursos para torearlo. En ese caso está ante un reto. Imagínate ahora que, en la misma plaza de toros, en la arena, está el mismo toro y el que se encuentra enfrente somos tú o yo. En ese caso no cabe duda de que estamos ante una amenaza real, porque no tenemos recursos para torear al toro y lo más prudente será pedir ayuda e ir corriendo a esconderse detrás de la barrera. Este ejemplo tan visual nos sirve para reconsiderar nuestra posición ante el estrés. Si racionalmente vemos que no podemos solucionarlo, debemos pedir ayuda. Pero si somos capaces, si tenemos recursos para resolverlo, entonces estamos ante un reto y debemos abordarlo. Un gran problema de la sociedad actual, que nos lleva a un envejecimiento muy desfavorable, es que casi siempre percibimos el estrés como una agresión y, por tanto, nos enfrentamos a un estrés no controlado.

No hemos evolucionado mental y hormonalmente para el estrés de la vida actual

Muchos de los problemas que nos plantea el estrés se derivan del hecho de que nuestra respuesta ha ido evolucionando como mínimo en los últimos 500.000 años, aunque las situaciones estresantes que ocurren en la vida actual no tienen más de 500 años. No pretendo ser exacto con estas cifras, sino dar una imagen global de la enorme discrepancia que existe entre nuestra evolución en relación con el estrés, y la realidad del estrés actual. Me explicaré. El tipo de estrés al que estaban sometidos nuestros antepasados era básicamente físico. Uno está en la selva o en la sabana o en el bosque y hay un riesgo real de que aparezca un depredador. Este estrés tiene dos peculiaridades: la primera es que no ocurre continuamente, porque si no el animal estresado o el ser humano estresado tendría muy pocas posibilidades de sobrevivir. Ocurre de tarde en tarde. La segunda característica es que la respuesta al estrés tenía que ser física: como veremos más tarde se trataba de luchar o huir, pero en ambos casos la respuesta requería una reacción física. En la actualidad los tipos de estrés son distintos por completo. Imaginémonos que una persona tiene un jefe déspota que le presiona inadecuadamente por la razón que sea y le estresa todos los días. Lo mismo puede decirse si uno tiene un vecino desagradable que hace ruido por la noche. Es decir, la situación estresante no es algo muy infrecuente como lo era antes, sino que sucede con mucha frecuencia. En segundo lugar, y esto tiene una importancia fundamental, la respuesta no es física. No se trata de salir corriendo o de iniciar una lucha física con el jefe... pero nuestras hormonas están desarrolladas, evolucionadas para dar una respuesta física que pasa por la aparición de hormonas como el cortisol y la adrenalina. Estas incrementan el azúcar en sangre precisamente para que el músculo tenga energía para la respuesta física... pero ahora la respuesta es psicológica y ese aumento de glucosa nos diabetiza, o como mínimo, nos induce una aparición de niveles altos de glucosa que a su vez inducen niveles altos de insulina que acaban por hacernos engordar... La respuesta al estrés no está adaptada al estrés de la vida actual. Por eso muchos consideramos que hoy el estrés, en la mayoría de los casos, es negativo. En el apartado siguiente te explicó por qué puede ser realmente muy malo para la salud y para un envejecimiento saludable.

El estrés descontrolado es el gran asesino

Estoy convencido de que el estrés es el gran asesino de nuestros días. Y, además, creo que puedo exponer un mecanismo por el cual el estrés envejece. Habrás oído hablar de que envejecemos porque nos oxidamos. Esto es, porque nuestras células sufren la acción de unas moléculas dañinas llamadas «radicales libres» que estropean poco a poco nuestras moléculas. Pues bien, cada vez que tu organismo sintetiza una molécula para controlar la reacción al estrés más importante, la adrenalina, necesariamente, bioquímicamente, generas en su degradación una molécula de un radical libre. Es decir, cada situación de estrés que suponga una síntesis de esta hormona llamada adrenalina, de la cual sin duda habrás oído hablar, nos está generando radicales libres que nos envejecen. No he tenido la oportunidad de comprobar esta hipótesis y por tanto no te puedo decir que haya evidencia científica para probarla, pero sin duda no es una idea descabellada. De lo que sí hay evidencia es de que, cada vez que generas una molécula de adrenalina, para degradarla, también producirás un radical libre que te causará daño. Que esto acorte la vida o no, aún no lo hemos probado.

La doctora Elizabeth Blackburn, que recibió el Premio Nobel por su descubrimiento de la telomerasa, una enzima relacionada con el envejecimiento celular, escribió que el estrés psicológico crónico puede tener un impacto perjudicial en la salud física, mediado por el acortamiento de los telómeros.[20] Las experiencias vitales estresantes se han relacionado con un mayor riesgo de enfermedad cardiovascular, resistencia a la insulina y otros marcadores de enfermedad. La doctora Blackburn explica que la evidencia acumulada sugiere que una de las vías, a través de las cuales el estrés crónico puede afectar a la salud, es por el envejecimiento celular acelerado, como lo indica la longitud del ADN telomérico al final de los cromosomas. Los telómeros son complejos de ADN-proteína que recubren los extremos cromosómicos promoviendo la estabilidad cromosómica. Se acortan en cada división celular y, si no se contrarresta con el alargamiento por la telomerasa, puede conducir al acortamiento de los telómeros. Si los telómeros se acortan hasta una longitud crítica, las células dejan de multi-

20. Epel E.S., E. H. Blackburn, J. Lin, F. S. Dhabhar, N. E. Adler, J. D. Morrow, R. M. Cawthon, «Accelerated telomere shortening in response to life stress», *Proceedings of the National Academy of Sciences*, Estados Unidos, 101 (49), (7 de diciembre de 2004), pp. 17312-5.

plicarse, entrando, a menudo, en un estado de senescencia que acelera la inflamación crónica y acorta la vida.

De hecho, el equipo liderado por la doctora Blackburn expuso en un estudio que el estrés crónico induce una disminución de la actividad de la telomerasa en mujeres. Recordemos que la telomerasa, que como he dicho le valió el Premio Nobel a esta científica, está relacionada con la longevidad en muchas especies. El estrés no controlado acorta la vida.

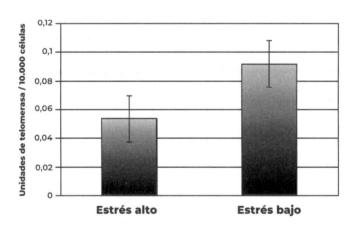

Fig. 9. El estrés acorta la telomerasa en células de mujeres.

El estrés engancha

El estrés dopa y esto es algo de lo cual no nos hemos dado cuenta. En la figura 9 te muestro la vía metabólica por la cual se sintetiza adrenalina, una importante hormona del estrés. Naturalmente no pretendo que te conviertas en un experto en endocrinología y metabolismo, pero reproduzco la vía de síntesis de adrenalina para que observes lo siguiente: el primer paso en la cadena de reacciones para sintetizar adrenalina es la formación de DOPA (di-hidroxi-fenil-alanina). O sea, que te estás dopando cada vez que sintetizas adrenalina, cada vez que sufres un episodio de estrés. Y la DOPA, naturalmente, dopa. Esto no es un juego de palabras. La DOPA produce adicción, esto es, dopa. De hecho, la palabra «dopaje» viene precisamente de este intermediario químico (DOPA) necesario para la síntesis de la adrenalina. Pues bien, cuando te habitúas a llevar una vida llena de estrés, en realidad te estás enganchando al mismo. El estrés vicia. El estrés engancha. Y sabemos por qué engancha (porque se sintetiza DOPA). Hemos de romper con la cadena maléfica del dopaje por el estrés. Si no eres consciente de que el estrés te está enganchando, continuarás llevando una vida llena de estrés. Y esto te está envejeciendo día a día, momento a momento.

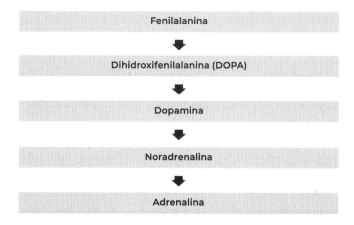

Fig. 10. Síntesis de adrenalina, importante hormona del estrés.

Total, que tal y como acabamos de ver, el estrés nos envejece irremediablemente. Suelo llamar al estrés el gran asesino desconocido de nuestra civilización actual. Lo que ocurre es que no puedo recomendarte (ni tampoco quiero) un cambio absoluto en tu vida. Sí, es verdad, si uno se hace pastor de ovejas, probablemente le disminuirá mucho el estrés. Pero esto no lo queremos casi nadie (salvo los pastores). Tenemos que intentar conciliar nuestros intereses, nuestra vida, con una forma de llevarla que sea más respetuosa con nosotros mismos, que nos disminuya el estrés. Los médicos sabemos que hay dos grandes figuras que en el primer tercio del siglo xx desarrollaron el concepto de estrés: Hans Selye (que definió el término «estrés») y Walter Cannon, quien, siendo profesor de la Universidad de Harvard, describió el llamado «síndrome de lucha o huida» (suena bien en inglés: *fight-or-flight*, pero la traducción literal es «luchar o huir»). La idea es que, ante una situación de amenaza, nosotros tenemos que hacer una de esas dos cosas, o luchar o huir. Pero esto era verdad hasta hace unos pocos cientos de años, que en el desarrollo de nuestra civilización y más aún en el desarrollo de nuestra estructura hormonal, es muy poco tiempo. Nosotros hemos evolucionado para reaccionar ante las agresiones externas mediante la lucha o la huida. Pero observa que, tanto para luchar como para huir, debemos desencadenar una serie de fenómenos físicos tales como, por ejemplo, aumentar el nivel de glucosa en sangre para poder utilizarla en reacciones metabólicas. Y esto es muy importante. En la evolución de nuestra especie, e incluso en la historia reciente, cuando nos veíamos sometidos a una reacción de estrés lo que teníamos que hacer era poner en marcha una respuesta física. Si a uno lo agredían, tenía que luchar contra el agresor o huir de él. En ambos casos la reacción es muy similar y requiere una puesta en marcha de mecanismos físicos para plantar cara a la agresión.

Sin embargo, en las últimas décadas, todo lo más en los dos últimos siglos, la sociedad ha evolucionado de una manera totalmente inesperada. Ante una agresión externa, real o percibida, lo que hacemos en la actualidad no requiere ni de lucha ni de huida. Piensa en un animal en el bosque que es atacado por un depredador. Lo que el animal hace es o bien salir corriendo, o bien plantar cara y luchar con el depredador; en suma, luchar o huir.

No obstante, si tú o yo nos vemos enfrentados a una agresión, que suele ser psíquica, por parte del medio externo a nosotros (por ejemplo, un plazo en el cual tienes que presentar un escrito, un avión que puedes perder si no llegas a tiempo, un tapón de tráfico, una discusión con un compañero de trabajo o con tu jefe, y podría seguir enumerando cientos de situaciones de estrés que se nos plantean durante nuestra vida), nunca tenemos que plantearnos una reacción de luchar físicamente contra la causa del estrés o de huir de él. Sería absurdo pensar en alguien que, en una sociedad civilizada actual, ante un episodio de estrés reaccionara físicamente destruyendo al agente estresante. Imagina que tienes una discrepancia con un compañero de trabajo que te causa una situación de estrés. Lo último que harías es pegarte físicamente hasta la extenuación con ese compañero de trabajo. Sin embargo, eso es exactamente para lo cual estás preparado, para la lucha física contra una agresión que te causa estrés. La vida civilizada nos ha hecho cambiar por completo los parámetros y, ante una situación de estrés, ya casi nunca se requiere una reacción física.

Y ¿qué ocurre, por ejemplo, con tu nivel de azúcar en sangre? Ante una situación de estrés pondrás en marcha una serie de hormonas como la adrenalina, de la cual ya hemos hablado antes, y el cortisol, que te harán subir el nivel de glucosa en sangre. Glucosa que ya no necesitas porque no tienes una reacción física al estrés. Entonces te verás forzado a liberar insulina que convertirá en grasa esa glucosa que tú mismo has elevado en sangre, y el resultado es ¡que engordas! Es decir: la percepción habitual de que las situaciones de estrés nos engordan tiene una base molecular. Por otro lado, si eres una persona tendente a la diabetes (algo que los médicos llamamos intolerante a la glucosa), ante situaciones repetidas de estrés con subidas de azúcar en sangre que no vas a utilizar en reacción de lucha o huida, puedes acabar convirtiéndote en diabético.

Hemos llegado a un punto clave en nuestra reflexión sobre el estrés y es que hay una discrepancia tremenda entre nuestras necesidades en la sociedad actual para luchar contra él y nuestras adaptaciones de siglos, quizá milenios, que suponían que tendríamos una reacción física para defendernos de las agresiones. Esta discrepancia nos causa una gran tensión metabólica, alteración hormonal, y en definitiva nos acorta la vida. Por eso es de la mayor importancia controlar el estrés. Ya he comentado antes, además, que el estrés vicia, esto es, que una vida estresante al final nos acaba enganchando igual que nos pueden enganchar algunas drogas.

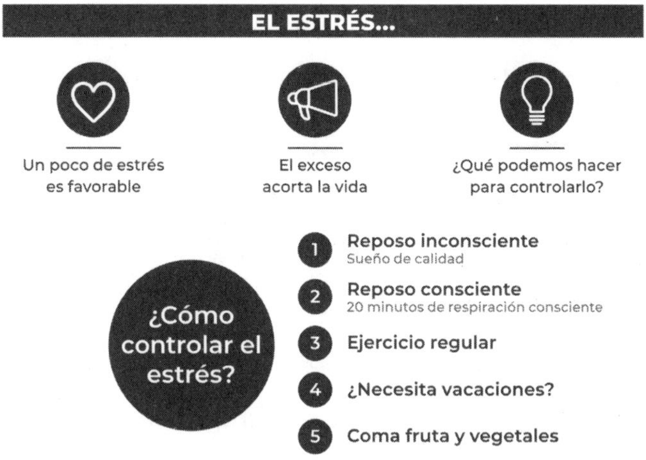

EL ESTRÉS...

Un poco de estrés es favorable	El exceso acorta la vida	¿Qué podemos hacer para controlarlo?

¿Cómo controlar el estrés?

1 **Reposo inconsciente**
Sueño de calidad

2 **Reposo consciente**
20 minutos de respiración consciente

3 **Ejercicio regular**

4 **¿Necesita vacaciones?**

5 **Coma fruta y vegetales**

Fig. 11. Debes controlar el estrés. No dejes que arrastre tu vida.

No busques tantas emociones, busca paz interior

¿Y cómo podemos controlar el estrés? Yo creo que la mejor respuesta está en el titular de este apartado: buscar la paz interior. Tenemos que mantener nuestras actividades habituales en nuestra vida (que ni queremos ni debemos abandonar) y estimular nuestra paz interior. Solo si tienes esta paz interior podrás llevar adelante una vida fructífera y sin que el estrés te controle. En realidad, todo lo que digo en este libro se podría resumir en esta frase: hemos de ir hacia una paz interior.

Un error grande que observo en casi todas las sociedades avanzadas que visito es que se nos estimula más a buscar emociones que la paz. Piensa en la de veces que en la publicidad de muchos productos nos insisten en «emociónate». Por ejemplo, «este coche te ofrece emociones nuevas», o «el viaje que te proponemos será muy emocionante», etc. Siempre nos están ofreciendo emociones de todo tipo. Y esto lo hacen desde muy pronto en nuestra vida. Si te fijas, la mayor parte de la música que se ofrece a nuestros jóvenes es una música muy emocionante, que estimula mucho las emociones. ¿Y el deporte? Mucho del deporte que vemos, ya sea en televisión o en vivo, lo que nos ofrece son emociones fortísimas. Todos conocemos a alguien que después de ver un partido de fútbol «emocionante» se encuentra agotado. Esto significa que el hecho de ver el partido le supone un gran estrés.

Nuestro objetivo debería ser todo lo contrario. Las actividades de recreo y de ocio deben tender a que nos encontremos mejor. Y esto, claro está, es compatible con que sigamos a nuestro equipo favorito, a nuestro conductor de coches favorito, o a nuestro ciclista favorito. Pero es importante que lo hagamos desde una situación de no dejarnos llevar. Lo que ocurre es que el estrés que nos causan estas actividades deportivas (que no practicamos nosotros, que vemos hacer a otros) nos enganchan porque, como ya he dicho antes, el estrés engancha.

Busca la paz interior. Cuando estés viendo un partido de fútbol y notes que te estás estresando, piensa que no lo estás jugando tú. Alégrate cuando gane tu equipo, pero no te entristezcas cuando pierda. El objeto de ver deporte es disfrutar, no pasarlo mal. No se puede ganar siempre. Vive el deporte con cierta distancia. Emociónate, pero no te dejes llevar por las emociones. Ya sé que la paz interior es mucho más que eso. Pero controlando tus emociones y el estrés estarás dando un paso de gigante hacia el logro de esa paz que tanto nos importa y a la que tan poco caso hacemos.

La meditación: un excelente medio de controlar el estrés y de lograr el equilibrio

La meditación es, en mi opinión, una de las técnicas más potentes para controlar el estrés y en general para encontrar el equilibrio psíquico en nuestras vidas. Daniel Goleman, autor del conocido libro *Inteligencia emocional*, afirma que la meditación es la manera más eficaz de controlar nuestras emociones. De hecho, la meditación, que es una técnica milenaria en Oriente, empezó a ser practicada con cierta asiduidad en Occidente alrededor de los años sesenta (aunque hubo pioneros en la década de 1930). Ha cobrado una gran fuerza en la actualidad tanto en Europa como en Estados Unidos. Los datos indican que más de diez millones de estadounidenses practican la meditación diariamente.[21] La pregunta es ¿por qué lo hacen? Y la respuesta es: porque la meditación funciona.

Hay montañas de trabajos científicos que muestran que la meditación, que describiré brevemente a continuación, causa cambios reales, visibles y demostrables, en el cerebro. Citaré solo un ejemplo: mediante técnicas de resonancia magnética se puede medir la actividad cerebral y se puede ver que las personas que practican la meditación reorganizan su cerebro y activan partes específicas de los lóbulos frontales, esto es, los lóbulos implicados con el pensamiento, la atención y otras formas superiores de actividad cerebral.

¿Y en qué consiste la meditación? En vaciar la mente de todo tipo de pensamientos y concentrarse en algo muy concreto, por ejemplo, en

---

21. Stein, J., «The science of meditation», *Time* (27 de octubre de 2003), pp. 44-51.

la respiración. De hecho, la meditación asociada a la respiración es la forma más frecuente, y más fácil, de practicar la meditación. Lo fundamental es estar conscientemente en el momento presente. Todo lo que tienes que hacer es sentarte con la espalda lo más erguida posible en un sitio tranquilo, que puede ser cualquier habitación de tu casa, intentar que haya poco ruido ambiente, concentrar tu atención en un punto (por ejemplo, la llama de una vela) y centrar absolutamente toda tu atención en el aire que entra y que sale de los pulmones. Muchas personas, además, repiten palabras, entre otras: «dentro-fuera, dentro-fuera», asociándolas a los movimientos respiratorios. Pero no es necesario que emplees estas expresiones. Puedes usar cualquier palabra que te resulte cómoda, siempre y cuando repitas lo mismo en cada respiración. Lo esencial es que te concentres en el aire que entra en los pulmones, pues te «purifica» y sale. Esto te ayudará a vaciar tu mente de pensamientos.

El autor alemán E. Tolle ha escrito un libro titulado *El poder del ahora* en el cual se señala la importancia de darse cuenta de que tú no eres tu mente.[22] La mente es un arma tan poderosa que casi siempre se apodera de nosotros. Llega un momento en que confundimos nuestro yo con nuestra mente. Un efecto muy importante de la meditación es que todos los días nos permite estar, durante un breve periodo de tiempo, conscientes del momento, conscientes del ahora, y además se nos hace patente que nosotros no somos nuestra propia mente. Te animo a probarlo, haz unos minutos de relajación todos los días. Todo lo que tienes que hacer, como te he dicho antes, es sentarte en una posición erguida, no repantigado en la silla, sino con la espalda vertical, cómodo, con las palmas de las manos encima de los muslos, y concentrar tu atención en, por ejemplo, la llama de una vela y empezar a respirar hondo. Probablemente te ayude el contar las respiraciones profundas que haces, siendo consciente del aire que entra y sale. Mi amigo el profesor

22. Tolle, E., *El poder del ahora*, Madrid, Gaia, 2001.

Vicente Simón de la Universidad de Valencia me dice que, si cuando estás meditando, te llega un pensamiento, no te enfades con él, simplemente déjalo pasar como si fuese un pájaro que hubiera entrado en tu espacio visual. No te centres en el pensamiento, déjalo pasar.

Ten en cuenta que la meditación tiene un nombre muy mal puesto en español. No se trata de meditar (en el sentido convencional de la palabra) sobre nada. No se trata de reflexionar sobre nada. Muy al contrario, se trata de contemplar la propia existencia centrándose en la función biológica más básica: la respiración. Al acabar un cuarto de hora de respiraciones controladas al día, observarás que has cambiado tu percepción del estrés. En mi opinión, ya lo he dicho antes, la meditación es la mejor manera de controlar el estrés, de encontrar el equilibrio y, en definitiva, de ser más feliz y prepararse para una longevidad mayor. Pruébalo.

Para no olvidar:

6

Interviniendo en el envejecimiento: el sueño

No dormimos bastante

Todos sabemos que el sueño es importante y necesario, pero muy pocos prestamos atención al hecho de que no dormimos lo suficiente. Hay evidencia médica que demuestra que el sueño es fundamental para un correcto funcionamiento del cerebro y de otras estructuras corporales. Una persona a la que sistemáticamente se le priva del sueño desarrolla alteraciones psíquicas graves. Esto parece obvio. Lo que también es cierto, y no parece tan obvio, es que la falta de sueño tiene repercusiones metabólicas. Por ejemplo, el grupo del doctor Rodríguez Artalejo ha demostrado recientemente que ¡dormir poco engorda![23] Y además aumenta el riesgo de contraer diabetes. Los estudios aquí referidos muestran que la falta de sueño aumenta la apetencia por alimentos dulces y ricos en calorías. Asimismo, aumenta la sensación de hambre. Y... cuanto menos duermas, más tiempo tendrás para comer. Reitero que esto no son opiniones mías, sino hechos comprobados y publicados en revistas científicas de calidad contrastada como la prestigiosa *JAMA*, que en 2020 publicó un interesante estudio donde se demuestra que hay un número óptimo de horas de sueño y que fuera de ese

23. López-García E., R. Faubel, L. León-Muñoz, M. C. Zuluaga, J. R. Banegas y F. Rodríguez-Artalejo, «Sleep duration, general and abdominal obesity, and weight change among the older adult population of Spain», *The American Journal of Clinical Nutrition*, 87 (2), (febrero de 2008), pp. 310-316.

rango se pierde capacidad cognitiva y memoria. [24]

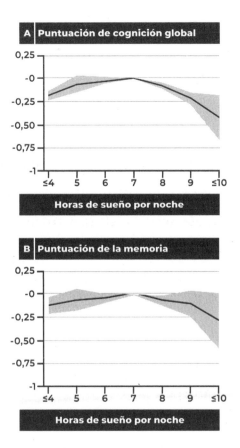

Fig. 12. Efecto de las alteraciones del sueño sobre las capacidades mentales. (Fuente: JAMA, 2020).

24. Ma Y., L. Liang, F. Zheng, L. Shi, B. Zhong y W. Xie, «Association Between Sleep Duration and Cognitive Decline», *JAMA Network Open*, 3(9): e2013573 (1 de septiembre de 2020).

Durante el sueño tu cerebro se limpia, se reajusta, y se repone en su óptimo modo de actuación. No pienses ni por un momento que el sueño es un proceso pasivo. Nada más lejos de la realidad: existe evidencia científica que demuestra que hay fases del sueño en las cuales el cerebro parece entrar en un periodo de reposo, pero hay otras en las que tu cerebro está tan activo, o más, que durante la vigilia. En otros momentos se produce el sueño profundo. Estos son los momentos en los que estás profundamente dormido, y son extremadamente importantes para el sueño reparador.

La alteración del sueño acorta la vida, y no solo disminuye la calidad de vida, sino que también afecta a la propia longevidad. Esta afirmación se deduce, de manera obvia, de lo que acabo de expresar en el párrafo anterior: si no regeneras tu organismo mediante largas horas de sueño manteniendo lo que los especialistas llaman la «arquitectura del sueño», es natural que tu cuerpo no se repare adecuadamente y termines por alterar los sutiles mecanismos que mantienen en perfecto orden tu organismo. El resultado será que no solo no te encuentres tan bien como sería deseable, sino que incluso aumentarán una serie de procesos patológicos que te restarán calidad de vida y en definitiva te la acortarán.

Si he escrito los dos párrafos anteriores es porque estoy convencido, y hay evidencia epidemiológica que lo demuestra, de que grandes grupos de población no duermen lo suficiente. Esto, en mi opinión, es consecuencia de varios hechos que ocurren en la vida actual. Los más importantes son los siguientes: el estrés, del cual ya hemos hablado; la falta de ejercicio físico, que trataremos en otro capítulo, pero que, de forma esencial, se puede resumir diciendo que no hacemos bastante ejercicio y por tanto no nos cansamos físicamente; y por último, la alteración de los ritmos de luz y oscuridad que han existido siempre en la naturaleza. De esto voy a hablarte ahora.

Preparativos generales para el sueño

Creo que a estas alturas del capítulo te has dado cuenta de que la idea popular de que dormir es necesario, en realidad, revela una gran verdad y tiene base científica. Si duermes bien, te despiertas descansado; si notas que después del sueño has reposado, y además no tienes problemas para dormirte por la noche, salta al próximo capítulo. Si, por el contrario, presentas algunos de estos problemas, te invito a que reflexiones conmigo sobre cómo solucionarlo. Aceptemos que el sueño reparador es muy importante. Mi teoría es que las cosas importantes hay que prepararlas. No te extrañe, por tanto, que te hable de cómo prepararte para dormir. Habrás observado que la mayoría de la gente (y es probable que tú, y yo en muchas ocasiones) simplemente no se prepara para dormir. Hay una serie de consideraciones generales que quiero hacerte antes de entrar en los preparativos inmediatos al sueño. Muchas de ellas están recogidas en un libro de 2008 sobre el sueño, de la doctora Ellen Michaud, titulado *Sleep to be Sexy, Smart, and Slim.* La primera consideración es que no debes trabajar hasta muy tarde por la noche.

Cuando vuelvas a casa después de tu jornada laboral, no debes seguir trabajando. Si tienes cosas que hacer, es mejor que las hagas al día siguiente por la mañana. Solo puedo recomendarte que trabajes por la noche si el trabajo te va a relajar. Por ejemplo, si vas a estudiar algún aspecto relacionado, o no, con tu vida profesional, y te satisface hacerlo, puedes hacerlo por la noche. Pero si vas a programar un día duro, y eso significa que te vas a enfrentar por adelantado a una serie de situaciones estresantes, más vale que no lo hagas. En general, mi consejo es que no trabajes por la noche; concédele un par de horas a tu familia antes de prepararte para el sueño.

Desconéctate de los aparatos electrónicos cuando llegues a casa después del trabajo. No leas más correos, no entres en internet para asuntos profesionales, no compruebes los movimientos de tu cuenta bancaria por la noche antes de dormir. Es importante que entiendas que todos estos dispositivos digitales nos dan un sentido de urgencia que en realidad es absurdo. Desde que se generalizó el uso del correo electrónico, me ha pasado muchas veces que alguien me dice enfadado: «¿Por qué no me contestaste al mensaje que te mandé ayer?». Antes te mandaban una carta y disponías de un periodo de unos días para poder responder. Ahora, con la inmediatez del correo electrónico, a veces no te dan ni siquiera unas horas. Este sentido de urgencia es falso, además de absurdo: las cosas raramente son tan urgentes como para que no puedas dejarlas hasta la mañana siguiente. Cuando has terminado tu jornada de trabajo, has terminado tu jornada de trabajo. Ya está bien. Piensa que no eres más eficiente o más simpático por contestar al último correo electrónico o whatsapp por la noche dos minutos antes de intentar dormir. A lo mejor serás más eficiente contestándolo por la mañana, cuando ya hayas reposado.

Cena comidas ricas en carbohidratos (arroz, patatas, pan, etc.). Estas comidas altas en féculas producen unos cambios bioquímicos en la sangre que te ayudarán a conciliar el sueño. Si tienes problemas para dormir, huye de los excitantes a la hora de cenar. Prescinde del café y del té, y en buena medida del chocolate, por la noche. Todos estos alimentos contienen unos componentes llamados metilxantinas, que son excitantes y van a disminuir la calidad de tu sueño. Tómate una copa de vino (o dos) durante la cena. ¡El vino es una bebida sedante!

Evita el estrés antes de irte a dormir. Cuando estés en casa, después del trabajo, y te vengan pensamientos asociados al mismo que te induzcan estrés, o tu mente empiece a enumerar la interminable lista de tareas por hacer, déjalos pasar. No te regodees en ellos. Ni siquiera te «enfades» con esos pensamientos. Simplemente, déjalos que pasen y mantén tu mente en la interacción fructífera y pacífica con la gente que has elegido para vivir: tu familia. Las horas que van desde que llegas a casa del trabajo hasta que te preparas para dormir deben ser muy creativas y beneficiosas. Interactúa con tu familia de una manera equilibrada, plena y serena. Esto, además de ser enormemente satisfactorio, te producirá un relax que te ayudará a dormir mejor.

En las ciudades no se hace nunca de noche

Es habitual que a la hora que las personas estiman que deben irse a dormir, se laven los dientes, se metan en la cama y pretendan conciliar el sueño. Todo lo más que hacen es, en algunos casos, ver la televisión en la cama, o en otros, leer un libro con una luz intensa, blanca, iluminando las páginas. Y en un determinado momento apagan la luz y pretenden dormirse enseguida. No te extrañe que te resulte difícil quedarte dormido en una situación tan extraordinariamente diferente a la que ha sido habitual durante toda la evolución humana hasta quizá hace solo cien o ciento cincuenta años. Piensa, como he señalado en el capítulo sobre el estrés, que doscientos años no son nada en la evolución hormonal del organismo humano. Nosotros hemos evolucionado durante milenios. Nuestro sistema hormonal lo ha hecho en muchos milenios. Y, naturalmente, uno no puede readaptarse a cambios que la actividad humana ha inducido en los últimos, digamos, doscientos años.

Reconsideremos la situación desde la óptica de tu tatarabuelo. Este vivía entonces en un pueblo o pequeña ciudad (todas las ciudades, con muy pocas excepciones, eran pequeñas en esa época) donde había una intensa luminosidad. Incluso en los países donde hay poca luz, léase norte de Francia o Inglaterra, hay mucha luz de día si se compara con la noche. Imagina una tarde soleada en la que, aproximadamente a las seis o las siete de la tarde, llega el atardecer. Muy despacio, en un proceso que dura unas dos horas, quizá tres, la luz empieza a desaparecer de manera progresiva. La intensa luz blanca del sol comienza a tornarse amarillenta y, poco a poco, de un color más rosado, rojo intenso, granate y, muy lentamente, va desapareciendo. Creo que te he descrito, de forma breve, lo que es un atardecer. Hoy, sin embargo, consideramos que el atardecer es una cosa preciosa, bellísima... y que se ve pocas veces. Hace años que me di cuenta de que en las grandes ciudades no se hace nunca de noche. En el momento en que se inicia la falta de luz natural, potentes focos nos iluminan, tanto en la calle como en casa. Párate un momento y cuenta el número de bombillas que hay en tu casa, luego divídelo por el número de personas que la habitan y serás consciente de la barbaridad de focos de luz que tenemos en nuestros hogares. Y eso está muy bien desde el punto de vista de la comodidad. Desde el punto de vista del consumo energético y del ecologismo bien entendido, es probable que haya que revisarlo.

Pero no me interesa aquí el exceso de energía que consumimos, sino el efecto que esa luz tiene sobre tu cuerpo. Cuando tu bisabuelo veía el atardecer empezaba progresivamente a desencadenar un cambio absoluto en el sistema hormonal de su organismo. Este se preparaba para una fase de paz y reposo. Los niveles de muchísimas hormonas en el cuerpo cambian. No voy a detallarte aquí lo que se conoce en medicina como «los ritmos circadianos de la liberación hormonal». Te mencionaré solo una hormona que parece ser específica para inducir el sueño: la melatonina. Cuando empieza la falta de luz la melatonina se segrega por la glándula pineal, una glándula situada en el cerebro. Esto es, cuando su ojo, a través de la vía óptica, detecta que falta luz, el cerebro como respuesta comienza a inducir la secreción de una hormona que provoca el sueño. Pero si tu ojo no detecta la falta de luz, esta hormona no se libera.

Y en tu vida cotidiana, acabas tu trabajo en un sitio espléndidamente iluminado, lo habitual es que vuelvas a casa por calles muy iluminadas y si no, lo haces conduciendo un coche que tiene unos potentes focos que te sirven, por supuesto, para poder conducir. Llegas a una casa que está profusamente iluminada, hablas con la familia, te pones delante de una pantalla que tiene una luz parpadeante, por lo general la de la televisión o la del móvil o la tablet, pero que también puede ser la de una videoconsola o la de un ordenador, cenas, sigues delante de esa pantalla que tiene, insisto en ello, una luz centelleante, y cuando decides irte a dormir te lavas en un cuarto de baño muy bien iluminado y te metes en la cama con una intensa luz que ilumina el libro que estás leyendo.

Todo bien lejos de la situación normal en la que nuestros antepasados se preparaban para el sueño. Lo raro es que puedas dormir... Porque, además, cuando tienes mucho sueño y apagas la luz, quieres quedarte dormido inmediatamente, a los pocos minutos. Y si tardas un poco más de tiempo, entonces te pones nervioso y desencadenas una serie de ajustes hormonales que te impiden conciliar el sueño. Como ves, me estoy deteniendo en esta fase porque el sueño debe ocupar un tercio de tu vida y no lo ocupa, y si lo hace, lo ocupa mal. Debemos prepararnos para el sueño. Te voy a describir una rutina que te propongo para reajustar tu situación y que consigas dormir mejor, reposar mejor, reajustar tu organismo mejor y, en definitiva, vivir mejor.

Parece una perogrullada, pero es importante darse cuenta de que el sueño, que es la forma máxima de reposo, debe ir precedido por aproximadamente una hora de preparación, en la cual ya inicias tu reposo sin pretender quedarte dormido de inmediato. Al final de un día normal, en el que has luchado con los avatares que la vida nos presenta, con un desgaste intelectual y físico, debes pensar que, antes de dormir, hay que crear un micromundo de paz, de reposo y de tranquilidad. Piensa, al acabar el día, que eres un tendero y cierras la persiana de tu tienda. Algo parecido debe ocurrirte al prepararte para conciliar el sueño. Imagínate que quieres irte a dormir a las doce de la noche. A partir de las once, debes empezar a prepararte.

Huye de la luz intensa. Recuerda que la melatonina, la hormona del sueño, solo se produce cuando empieza a disminuir la intensidad de luz. Prepárate un baño relajante. De todas maneras, tenías que bañarte o ducharte, así que no te estoy pidiendo un tiempo muy superior al que en cualquier caso utilizas. Pon poca luz en el cuarto de baño. A mucha gente le ayuda a relajarse algunos comportamientos rituales interesantes, como poner velas en el cuarto de baño o música relajante, pero, sobre todo, insisto, ilumina poco la estancia. Piensa que te estás preparando para dormir mejor. En el baño, con poca luz, puedes leer una novela o algo no relacionado con tu trabajo que no te genere estrés intelectual.

Recuerda, tal y como he comentado en un capítulo anterior, el movimiento *slow*. Este es un momento del día muy indicado para adherirse a los principios de este movimiento. En realidad, el baño es una actividad que puede durar un cuarto de hora; hazlo relajadamente y despacio. Piensa que estás en un momento relajante del día, que estás leyendo lo que te gusta y que es importantísimo que te olvides de otras preocupaciones. Estás iniciando tu preparación para el sueño. A veces ayuda la idea de que te has metido en una burbuja, en tu burbuja. Algo parecido a un niño pequeño que se esconde en su rincón y ahí se siente protegido. Estás en tu burbuja y solo dejas entrar en ella a las personas que son de tu absoluta confianza y que no te causan ningún estrés.

Tu pareja es quizá la única persona que psicológicamente debes pensar que puede entrar en tu burbuja. Ni siquiera tus hijos. Como ves, es un momento de intimidad y de recogimiento con tus propios pensamientos, que te debe llevar a un estado de serenidad.

Al acabar el baño es importante que te des un masaje en los pies durante un minuto, en las rodillas durante otro minuto, y en las manos y los codos durante otro minuto. Piensa que solo te estoy pidiendo tres minutos de masaje. Hay evidencia experimental comprobada de que el tacto puede inhibir el dolor. Este es el fundamento neurofisiológico de la acupuntura. No te digo que con el masaje articular que te estoy proponiendo vayas a curarte de todos los dolores... esto no es verdad. Sin embargo, lo que sí te aseguro es que este sencillo masaje te ayudará a relajarte y a disminuir la sensación de agotamiento en las articulaciones que tenemos al final del día. Piensa en los pies que te están sosteniendo durante dieciséis o dieciocho horas cada día. Además, si padeces sobrepeso están aguantando más kilos de los que en realidad están diseñados para soportar. El masaje en los pies, y lo mismo puede decirse de las rodillas, te causará un gran alivio a la vez que contribuye a darte la paz y la serenidad que necesitas para prepararte para el sueño. Además es un trabajo manual, y concentrar nuestra atención en lo que hacemos con las manos ayuda a desconectar, ya que, por desgracia, hacemos cada vez menos cosas con las manos (entendiéndose que escribir en un teclado no cuenta).

Acabada esa rutina, y siempre huyendo de la luz intensa, te encontrarás relajado y podrás meterte en la cama. Todos los estudiosos del sueño recomiendan siempre que se conceda una hora antes de dormir para prepararse para el sueño. Observa que mucha de la preparación del sueño es de tipo higiénico e ibas a hacerla de todas maneras (por ejemplo, ducharte o bañarte). Pero si lo haces conscientemente, dándote cuenta de que te estás preparando para conciliar el sueño, pensando que necesitas relajarte para poder funcionar mejor al día siguiente, te servirá de preparación para el sueño. En realidad, no te estoy pidiendo mucho más tiempo del que ya le dedicas tú mismo. Piensa en lo siguiente: imagínate que te das una ducha con mucha luz y al acabar, en vez de irte a la cama, te vas a ver la televisión, estás un rato con mucha luz y luego ya te vas a la cama, iluminas el libro con una luz intensa y después de leer un rato, intentas dormirte. En el fondo, has empleado más tiempo del que te estoy proponiendo y no vas a conseguir prepararte para dormir. Yo te estoy recomendando que utilices el mismo tiempo, pero que la preparación higiénica antes de irte a la cama tenga una continuidad con el sueño.

Y hemos llegado al momento de meterte en la cama. Te aconsejo que, justo antes, sentado al pie de la cama, hagas cinco minutos de respiración consciente. Como he comentado antes, estando sentado en el borde de la cama, y con la habitación muy poco iluminada, fíjate en un punto concreto, por ejemplo, en la luz de una vela que puede ser la única luz que haya en toda la habitación, y empieza a respirar pensando solo y exclusivamente en el hecho de que el aire entra y sale, entra y sale, dentro y fuera... Cualquier pensamiento que te venga a la cabeza debes dejarlo pasar. Ya expliqué en el capítulo sobre meditación cómo hacerlo. Lo importante es que solo pienses en que el aire entra y sale. Una manera útil de hacerlo es contar las respiraciones. Haz respiraciones profundas contándolas, uno, dos, tres, y sigue así hasta las cincuenta respiraciones. Esto te debería ocupar cinco minutos o quizá un poco menos. Notarás que cuando vas por la respiración número diez o quince empiezas a sentirte muy relajado.

Después de estas respiraciones métete en la

cama y, manteniendo la habitación muy poco iluminada, puedes leer un breve periodo de tiempo hasta que te entre sueño. Es importante darse cuenta de que la luz en tu mesita de noche tiene que ser muy tenue. Naturalmente no te estoy diciendo que te pongas tan poca luz que no puedas leer, pero te recomiendo que la luz sea cálida, amarilla o naranja. Huye de la luz blanca o blanco-azulada para la lectura durante la noche. La luz de tu mesita tiene que recordar a la luz de una vela.

Los expertos en la liberación de melatonina me dicen que la luz roja no se detecta por el cerebro como tal y no afecta a la liberación de melatonina. Piensa en los tiempos en los que se utilizaba la fotografía con película (y no digital como en la actualidad): en el revelado se utilizaba luz roja. Esta luz de muy baja intensidad no velaba las películas e igualmente no inhibe la producción de melatonina. No te estoy diciendo que es necesario que uses luz roja en tu mesita de noche, pero sí que pongas una luz cálida, amarillo-naranja y de baja intensidad.

No te pongas la luz fría e intensa. Esta es buena para tu despacho, para tu puesto de trabajo, pero no para inducir el sueño.

Por último, te recomiendo que mantengas tu dormitorio fresco. Es una equivocación pretender que la habitación deba estar muy caldeada. Al contrario, se duerme mejor cuando el cuarto está fresco y tú estás bien abrigado en la cama. Baja la temperatura del termostato en tu dormitorio para que tengas una agradable sensación de fresco en el exterior y una más agradable sensación de calidez en el interior de la cama. Notarás que con estas sencillas maniobras la cantidad, y sobre todo, la calidad de tu sueño aumentan. Esto te beneficiará mucho y, sobre todo, mejorará tu nivel de energía y tu actividad al día siguiente.

El reposo a mediodía: la siesta

Esta práctica tradicional española, civilizada, útil, culta y saludable, ha sido muchas veces calificada como una forma de pereza por la gente poco observadora. Desoye toda voz en contra. Ya lo hizo Churchill en su libro sobre la Segunda Guerra Mundial, donde apuntó que la causa de que los soldados españoles tuvieran un gran rendimiento era gracias a dormir la siesta. Si tienes oportunidad de dormir la siesta, no lo dudes. Es más, cuanto más ocupado estés, cuanto más duro sea el día, más importante es que te eches una siesta. Podría pensarse que dormir la siesta es una forma de perder el tiempo en la mitad del día, pero nada más lejos de la realidad. Cualquier observador inteligente se dará cuenta de que si duerme una siesta de unos veinte minutos después de comer estará mucho más fresco, animado, despejado y preparado para una dura tarde de trabajo. Si eres suficientemente afortunado (yo lo soy) de poder ir a casa a comer, entonces te recomiendo que no salgas de casa sin dormir de diez a veinte minutos de siesta. Si eres capaz, después de una comida, de emplear veinte minutos tomando café, es mucho más importante que los emplees en dormir una siestecita. Ya te habrás dado cuenta de que no se trata de echarse una siesta de tres horas. Una breve siesta de un cuarto de hora o veinte minutos es suficiente para romper el día y prepararnos para una larga tarde de trabajo. Como he dicho antes, cuanto más duro anticipes que va a ser el día, más importante es que duermas la siesta.

Yo comprendo que es difícil dormir la siesta si uno no puede encontrar un sitio adecuado. Muchas empresas avanzadas ya proveen de sitios para que sus empleados puedan descansar después de la comida. Esto es importante tanto desde el punto de vista de la calidad de vida del trabajador, como desde el punto de vista de su eficiencia. Se ha demostrado que una siesta de tan solo ¡seis minutos! aumenta la capacidad de memoria de modo significativo (Lahl y cols., 2008). Si en tu lugar de trabajo puedes descansar un cuarto de hora después de la comida, notarás que la tarde es mucho más efectiva. Esto es de conocimiento común. Rompe barreras, duerme la siesta. Habrás observado que, si estás conduciendo y tienes una crisis de sueño, lo mejor que puedes hacer es parar al borde de la carretera y dormir un ratito. Naturalmente te recomiendo que lo hagas y que, bajo ningún concepto, conduzcas con sueño. Pero lo que quiero resaltar aquí es que no hace falta que duermas una hora para superar la crisis de sueño que te ocurre mientras conduces. Muchas veces cinco minutos son suficientes para hacer el resto del viaje completamente despejado. Lo mismo se aplica a la siesta: no hace falta dormir muchas horas para que esta sea muy efectiva. Veinte minutos de siesta después de comer serán los mejor empleados del día, en especial, si va a ser un día largo. Y sobre todo si la alternativa es estar con el móvil o el ordenador leyendo noticias absurdas o contestando mensajes no urgentes.

Para no olvidar:

7

Interviniendo en el envejecimiento: el ejercicio físico

Hacemos poco ejercicio físico

El ejercicio físico ha sido parte de la actividad normal de las personas (y de los animales) en su estado natural a lo largo de toda la historia. Cuando nuestros antepasados estaban en la selva o en el bosque, tenían que caminar unos quince kilómetros al día para encontrar comida. Antes del nacimiento de la agricultura, lo habitual era que, al despertarse, lo primero que tenían que hacer era ejercicio para conseguir alimento. Así que, en realidad, no se trataba de un ejercicio voluntario, como salir a correr hoy en día, sino de un ejercicio necesario e integrado en la vida diaria.

Sin embargo, en la actualidad hacemos muy poco ejercicio físico. No hace falta ir tan lejos en el tiempo para ver que la gente siempre ha estado activa. Por ejemplo, imagina a un médico en un pueblo hace unos cuarenta años. Este doctor recibía entre ocho y diez avisos para visitar a pacientes en sus domicilios y, después de atender a los pacientes en la clínica, se iba caminando (o en bicicleta) de casa en casa. Las viviendas eran unifamiliares y los pacientes estaban en la primera planta, así que al final de la jornada, el médico había visitado varias casas y subido varios pisos, todo esto como parte de su trabajo diario.

Ahora, si comparas esa situación con la de un médico actual, verás que ha cambiado mucho. Hoy el médico trabaja en un servicio de urgencias, recibe avisos en el centro de salud y se desplaza en ambulancia o en un vehículo sanitario. Los pacientes ya no viven en casas unifamiliares, sino en edificios de pisos, y muchas veces el médico toma el ascensor para llegar a ellos.

Prácticamente ya no hay trabajos que requieran un esfuerzo físico serio. Por ejemplo, los labradores, que antes usaban arados tirados por animales, ahora trabajan con tractores automatizados, haciendo su labor sentados. En una cadena de montaje, casi nadie realiza trabajos que requieran un gran esfuerzo físico. Se estima que solo un 10 por ciento de las personas tienen que hacer esfuerzos físicos serios en su trabajo. Además, vivimos lejos del trabajo y usamos medios de transporte motorizados, ya sean privados o públicos.

En resumen, casi nadie se ve obligado a trabajar físicamente en la sociedad actual, y cada vez son más las horas que pasamos sentados, o delante del ordenador, o conduciendo, o en el sofá viendo la televisión. Esto ha llevado a que la mayoría de nosotros no haga suficiente ejercicio. Esta situación es seria, ya que el ejercicio regular e integrado en el trabajo es muy beneficioso para nuestra salud física y mental.

Integra el ejercicio físico en tu vida

Visto que el ejercicio físico ya no forma parte de la gran mayoría de los trabajos, es fundamental que intentes integrar el ejercicio en tu vida. Naturalmente, no seré yo quien no esté convencido de la importancia de hacer ejercicio en forma de juego o en forma de puro deporte. Pero es esencial que te des cuenta de que siempre que puedas debes intentar hacer ejercicio integrándolo en tu vida personal, laboral, familiar, como una verdadera rutina. Por ejemplo, si puedes ir andando al trabajo mejor que no vayas en coche. Si puedes ir en bicicleta, mucho mejor aún. Yo mismo suelo ir a trabajar en bicicleta. Pero tengo la fortuna de que la Facultad de Medicina donde yo trabajo está a una distancia asequible de mi casa y, además, puedo ir la mayor parte del trayecto por el cauce del río Turia que es un precioso jardín, lo cual añade un elemento estético importantísimo al ejercicio físico. Comprendo que no todo el mundo tiene la fortuna que tengo yo de poder ir a trabajar haciendo un ejercicio moderado y además divirtiéndose. Para mí, el paseo en bici que hago es una auténtica oportunidad de disfrutar de la naturaleza y de la belleza del trayecto. Además, es más rápido para mí ir en bicicleta que ir en coche. Pero, aunque fuese un poco más lento, no importa. Imagínate que tardas media hora en ir en bicicleta al trabajo. Si vas en coche, piensa que tampoco tardas cero minutos en llegar. A lo mejor tardas veinticinco minutos para llegar en coche incluyendo el aparcamiento. Si tardas media hora en ir en bicicleta, la diferencia es de solo cinco minutos. Y al cabo del día habrás hecho una hora de ejercicio (media hora de ida y media hora de vuelta).

Sé que para ir en bicicleta hace falta vivir en una ciudad (como Valencia, donde yo vivo) que sea llana y que tenga muchos jardines que uno puede utilizar para ir en bicicleta a trabajar. No te estoy diciendo que vayas necesariamente a trabajar en bicicleta. Te he puesto un ejemplo para que te des cuenta de que debes hacer un esfuerzo mental y buscar mecanismos que te permitan hacer ejercicio en medio de tus actividades habituales. Lo más probable es que sea andando. Cualquier forma de integrar ejercicio en tus desplazamientos en sociedad es del mayor interés. La idea fundamental que quiero exponer en este párrafo es que tienes que integrar el ejercicio en tu vida, porque así harás ejercicio de una manera natural, sin darte cuenta, sin que te suponga un esfuerzo.

El ejercicio oculto

Quiero hablarte ahora del ejercicio que se llama oculto. La idea de que hay un ejercicio que está integrado en nuestra vida y del cual prácticamente no nos damos cuenta ha sido tratada por varios autores. Es curioso que el doctor Valentín Fuster, en colaboración con Ferran Adrià y Josep Corbella, en su libro *La cocina de la salud*, define el ejercicio oculto como «aquel que subyace en las tareas cotidianas y que reviste especial importancia a la hora de mantenernos sanos. Por poner un ejemplo, el ejercicio oculto podría ser el hecho de ir a hacer la compra andando, bajar y subir las escaleras que nos encontremos en el camino sin usar el ascensor ni las escaleras mecánicas». Esto que parece fácil, en realidad es de sentido común y, como dice el doctor Fuster, es muy importante para la salud. Pero simplemente no lo hacemos. La figura 13 que se muestra a continuación es una foto que tomé yo mismo en el Kursaal en San Sebastián a la salida de una sesión en un congreso en el que había estado yo hablando de la importancia del ejercicio físico para la salud de las personas mayores. Al terminar la sesión salimos, y todos, pero todos los asistentes sin ninguna excepción, subieron el piso que había que subir utilizando la escalera mecánica. Repito que esta es una foto que tomé yo y doy fe de que es verdad. ¡Aumenta el ejercicio oculto!

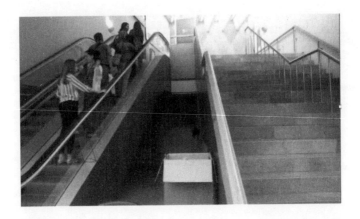

Fig. 13. Intenta integrar el ejercicio en tu vida: haz «ejercicio oculto», como subir escaleras, ir andando al trabajo, etc.

Tendrás resistencia a iniciar el ejercicio: véncela

Efectivamente, uno de los problemas que tenemos todos los que hacemos ejercicio es que al principio uno tiene resistencia a iniciarlo. Aunque luego te alegres de haber hecho ejercicio, es casi seguro que notarás una resistencia a empezar. A todos nos pasa. El mejor truco para evitar este problema es quedar con alguien. Imagínate que tienes que salir a hacer media horita de paseo en bicicleta. Un día laborable, a las ocho de la noche, aunque no haga mal tiempo, es probable que no venzas la resistencia y no salgas a dar el paseo que deberías hacer. En cambio, te quedas en casa en el sofá viendo la televisión o sin hacer nada en concreto. Sin embargo, si has quedado con un amigo para hacer ejercicio, en ese caso los dos lo haréis. Quizá puedas argumentarme que no siempre resulta fácil encontrar un compañero para hacer ejercicio justo cuando a uno le viene bien. Pero hay otras opciones o trucos para vencer la pereza a hacer ejercicio, como hacer actividades en las que se pague para cada clase a la que te has apuntado y luego, si no asistes, la pierdes, con lo cual al final te obligas a ir para no tirar el dinero. O coger un entrenador personal, que viene a ser lo mismo: quedar con alguien y que además te va a cobrar igualmente si no vas. Esto también ayuda sobre todo al principio, cuando nunca has hecho ejercicio y no sabes por dónde empezar (otra excusa para principiantes). Si el problema viene de la pereza a salir de casa y desplazarte hasta el lugar donde vas a hacer ejercicio, hoy en día hay gran cantidad de plataformas online, aplicaciones e incluso vídeos en internet con gran variedad de tipos de ejercicio, duraciones, muchas de ellas gratis y todas a tu plena disposición.

Otra excusa común es que, para hacer diez minutos de ejercicio, ya que un día laborable me es imposible sacar una hora o al menos media hora al día, mejor no hacerlo. Cuando lo que hay que pensar es lo contrario: mejor diez minutos que nada, al menos diez minutos ya son suficientes para obtener los beneficios de haber movido el cuerpo y haber despejado la mente.

Un argumento habitual es que hacer ejercicio es cansado, y es cierto que normalmente ya estamos bastantes cansados después de haber cumplido con todo un día de trabajo y obligaciones cotidianas, o si hacemos ejercicio por la mañana después de haber dormido poco y mal, pero de lo que no somos conscientes (hasta que no terminamos nuestra sesión deportiva, sea la que sea y dure lo que dure) es de que este tipo de cansancio, producido por el ejercicio, es cansancio del bueno, no del malo. Es cansancio que va a hacer que durmamos mejor, que tengamos menos lesiones, que nuestro cerebro funcione mejor, que nuestro estrés y ansiedad disminuyan, y eso sin hablar de todas las hormonas que se producen por habernos ejercitado.

Sé consciente de lo peligroso que es dejarse vencer por la resistencia a iniciar la actividad. En el momento en que estés saliendo de casa para hacer el ejercicio, inmediatamente notarás la sensación de bienestar de haberlo iniciado y pronto podrás disfrutar de tu ejercicio diario.

Recuerda: vence la resistencia, esta siempre ocurre solo al empezar la actividad. Una vez que estés haciéndolo, notarás rápidamente el relax psicológico y los beneficios del ejercicio físico.

El ejercicio ha de ser variado

Es muy importante comprender que la gente que practica ejercicio lo hace, sobre todo, por dos causas: la primera es hacerlo de manera profesional. Si eres un jugador de tenis y lo que quieres es ganar torneos, tendrás que hacer ejercicios y practicar continuamente el juego del tenis.

El segundo tipo de personas que practican ejercicio lo hacen para llevar una vida saludable. La gran mayoría de nosotros hacemos ejercicio con la idea de encontrarnos bien, de relajarnos; en definitiva, de ser más felices. En este caso, el ejercicio debe ser variado. La explicación es muy sencilla: si varías el tipo de ejercicio, es mucho menos probable que te lesiones que si siempre haces el mismo. Si un día haces un poco de carrera, digamos que corres veinte o veinticinco minutos, y al día siguiente sales a pasear en bicicleta tres cuartos de hora, y al siguiente juegas al tenis y otro día practicas la natación, evidentemente no vas a ser un campeón en ninguna de estas actividades, pero te lesionarás mucho menos que si haces siempre lo mismo. Si juegas todos los días al tenis, es más probable que te lesiones el codo que si lo haces un par de veces por semana y los demás días practicas otras actividades. Si corres todos los días, es más probable que te lesiones las rodillas que si unos días corres, otros días nadas y otros días juegas al tenis, etc.

Por tanto, si quieres maximizar los efectos favorables del ejercicio, hazlo variado. Además, es una forma de no aburrirte haciendo ejercicio, puedes valorar cada día lo que te pide tu cuerpo y adaptarlo a cómo te encuentras y qué necesitas. Cambiar también permite encontrar aquellos deportes o actividades que realmente te apasionen y mejor te hagan sentir. Si, por el contrario, lo que quieres es lograr la excelencia en alguna actividad, ponte en manos de un preparador físico que te indicará qué ejercicios son los que tienes que hacer para destacar en esa actividad. Pero lo más probable es que estés en el grupo de la gente que hace ejercicio para mejorar su calidad de vida y no para ganarse la vida con este u otro deporte. Por tanto, sigue mi consejo: haz ejercicio todos los días, pero que este sea variado. Y mejor diez, veinte o treinta minutos al día, que cero. Especialmente si se trata de implementarlo por primera vez en tu rutina. Hay un método japonés, aplicable a cualquier forma de mejora continua de la vida, llamado kaizen, que sostiene que cualquier cambio hay que empezarlo muy poco a poco. Todos tendemos a ponernos grandes metas, y por grandes, al final resultan inalcanzables y se acaban frustrando. Pasar de ser una persona sedentaria a hacer ejercicio todos los días durante una hora es muy difícil, hay que empezar con una frecuencia y una rutina que sean factibles y luego ir aumentándolas, por lo que, repito, mejor cinco minutos al día, al principio, que nada. Cuando lleves cinco minutos querrás seguir otros cinco, y luego otros diez, y luego otros veinte...

Practica el ejercicio con regularidad y, si puedes, en un sitio bonito

El ejercicio para ser saludable tiene que ser practicado de un modo regular, constante, distribuido en todos los días de la semana. Te quiero prevenir contra los riesgos de convertirte en un «deportista de fin de semana». Todos conocemos gente que llega el viernes por la tarde y, entre ese momento y el domingo por la noche, pretende hacer todo el ejercicio de la semana, agotándose el viernes, sábado y domingo. Esto no es saludable. Es malo, tanto para los deportistas que pretenden destacar en un deporte como para los que quieren llevar una vida saludable. Lo que tienes que hacer es distribuir el ejercicio a lo largo de la semana. Es muchísimo más saludable hacer deporte día sí, día no, que hacerlo cuatro días seguidos y dejar tres en la completa inactividad. No hay inconveniente en que hagas ejercicio el sábado y el domingo, pero, por favor, haz algo también el martes y el jueves. Solo así estarás más entrenado, con menos lesiones, más sano, más relajado, en suma, más feliz.

En prácticamente todas las partes del mundo hay sitios bonitos si uno se empeña en encontrarlos. Hasta en la ciudad más industrial, más contaminada, puedes encontrar un parque, un jardín, una playa donde puedas hacer ejercicio. El ejercicio debe ser una parte integral de tu búsqueda de la felicidad (y no solo de la salud), y para esto es importante que explores oportunidades de hacer el ejercicio en un contexto agradable, amable, constructivo, que te lleve no solo a mejorar tu estado físico, sino también a confortar tu espíritu. Así conseguirás no solo una mejor forma física, sino además mejorar tu estado de salud, lograr el necesario equilibrio para reducir tu nivel de estrés y, en definitiva, avanzar en el camino hacia la longevidad saludable.

Diviértete: haz ejercicio aeróbico

Hemos visto que el ejercicio ha de ser variado y para ello, como mínimo, ha de tener tres componentes que te recomiendo que hagas en tu ejercicio. Son el ejercicio aeróbico, la musculación y los estiramientos.

El ejercicio aeróbico, esto es, el de larga duración y baja intensidad, por ejemplo, andar deprisa, ir en bicicleta o correr, es el que más grasa consume. Prácticamente a partir del segundo o tercer minuto en que estés corriendo ya consumes más grasas que carbohidratos. Además, es muy relajante. Cuando inicies una carrera, al principio notarás que tu cuerpo está reajustándose al enorme aumento de los requerimientos metabólicos que pone en marcha la carrera. Lo mismo ocurre si vas en bicicleta a cierta velocidad. Cuando, al cabo de un par de minutos, notas que te estás reajustando a la situación de la carrera, tu cuerpo empieza a quemar grasa y, a los diez minutos de correr, casi exclusivamente está quemando grasa. Así pues, si lo que quieres es perder unos kilos de grasa inicia la práctica regular de ejercicio aeróbico.

La figura 14 muestra que, en los primeros segundos, en realidad solo los dos primeros minutos, la mayor parte del consumo energético es anaeróbico, pero luego, el consumo aeróbico es el predominante.

Duración del ejercicio máximo								
Segundos			Minutos					
10	30	60	2	4	10	30	60	120
Porcentaje de anaeróbico 90	80	70	50	35	15	5	2	1
Porcentaje de aeróbico 10	20	30	50	65	85	95	98	99

Fig. 14. A partir de los dos minutos el ejercicio aeróbico predomina.

Pero, sobre todo, diviértete. No importa qué tipo de ejercicio hagas, pero, por favor, hazlo divirtiéndote. Si lo que te gusta es el baile como una forma de ejercicio, pues baila. Si lo que te gusta es salir a correr, pues corre. Si en cambio lo que te gusta es nadar, pues nada. En realidad, haz lo que más te divierta siempre y cuando puedas hacerlo durante quince o veinte minutos.

No necesitas más tiempo. Lo importante es que, tal y como he dicho antes, venzas la resistencia inicial y lo hagas todos los días. Este tipo de ejercicio tiene una enorme ventaja desde el punto de vista cardiovascular. De hecho, es tremendamente cardiosaludable. Si mantienes la capacidad aeróbica te mantendrás joven. En un documentado estudio aparecido en la mejor revista de medicina del mundo, *The New England Journal of Medicine*, se expresa claramente que la capacidad aeróbica es mejor índice de longevidad que la propia edad.[25] Esto es, una persona más joven, pero que posea menos capacidad para hacer ejercicio aeróbico, tiene menos expectativa de vida que una persona mayor pero con mucha capacidad para hacer ejercicio aeróbico. Naturalmente, se me argumentará, con toda la razón, que la capacidad aeróbica se pierde con la edad. Pero si entrenas, puedes contravenir esta regla, alargar el periodo de tiempo de tu vida en el cual tengas una capacidad aeróbica relativamente alta, y esto te dará una enorme sensación de bienestar.

25. Myers J., M. Prakash, V. Froelicher, D. Do, S. Partington y J. E. Atwood, «Exercise capacity and mortality among men referred for exercise testing», *The New England Journal of Medicine*, 346 (11), (14 de marzo de 2022), pp. 793-801.

No intentes hacer largas carreras todos los días. Me atrevo a decirte que veinte minutos diarios son suficientes. En un trabajo ya antiguo del profesor Newsholme, de la Universidad de Oxford, aparecido en el *American Journal of Physiology*, se demostró que veinte minutos al día suponen un aumento significativo de consumo energético, esto es, que veinte minutos de ejercicio adelgazan mucho y, además, se mejora la capacidad aeróbica o, al menos, se evita que se pierda abruptamente con la edad.[26]

No te arrugues: haz musculación

Pero con la edad no solo se pierde capacidad aeróbica, sino que también se pierde masa muscular. Esto ocurre durante toda la vida, pero se acentúa mucho a partir de los cincuenta años. Si

---

26. Bahr R., I. Ingnes, O. Vaage, O. M. Sejersted y E. A. Newsholme, «Effect of duration of exercise on excess postexercise O2 consumption», *Journal of Applied Physiology*, 62 (2), (febrero de 1987), pp. 485-490.

pierdes masa muscular no solo tendrás un aspecto más avejentado, sino que, además, aumentará tu fragilidad. Y la fragilidad es un índice claro de envejecimiento, porque implica una mucho menor resistencia ante cualquier accidente o enfermedad, además de que puede incluso llegar a afectar a la persona en actividades de la vida cotidiana, restándole movilidad, independencia y calidad de vida.

Ahora bien, si haces un poco de musculación todos los días notarás un aumento en tu masa muscular y mantendrás esta a pesar del paso de los años. De nuevo, no te prometo la eterna juventud que, como hemos visto, no es deseable. Lo que sí te aseguro es que si haces musculación conservarás la masa muscular, tendrás un aspecto más saludable, evitarás caídas y te mantendrás mucho más sano.

Unos pequeños ejercicios de pesas para trabajar los brazos y unos ejercicios de sentadillas y unos abdominales serán suficientes para mantenerte en forma. Todo el trabajo que necesitas en este sentido no pasa de unos diez minutos. Por supuesto, no hace falta que tengas el aspecto de Sansón. Lo importante es que no pierdas masa muscular con la edad y que mantengas la espalda y todas las articulaciones bien protegidas. Los músculos son la mejor sujeción que tienen y muchas lesiones, e incluso dolores, se curan simplemente musculando. De hecho, muchas veces he pensado que la gente que hace musculación en los gimnasios deberían ser las personas mayores y no jóvenes vigoréxicos cuya obsesión es mantener un cuerpo excesivamente musculado.

Si tienes más de cuarenta años es el momento de empezar a hacer ligeros ejercicios diarios de musculación para evitar perder masa muscular. Hazme caso, practica un poco de musculación diaria y notarás enormes beneficios. Desde luego, no puedo más que recomendarte que te dejes guiar por especialistas en ejercicio físico que te indicarán cuáles son los ejercicios de musculación más fáciles y cómodos para realizar en casa con unas simples pesas. No se necesitan aparatos complicados.

Relájate: haz estiramientos

Y por último quedan los estiramientos. Piensa que el aspecto osteomuscular que más se pierde durante toda la vida es la flexibilidad. Estás perdiendo flexibilidad prácticamente desde el momento en que naciste. Mira lo flexible que es un niño pequeño. Los bebés se pueden tocar la cabeza con los pies. Su flexibilidad es extraordinaria. Los niños son enormemente flexibles. Pero a medida que nos hacemos mayores, vamos perdiendo muchísima flexibilidad. Es crucial que hagamos estiramientos, y además estos son muy relajantes. Al igual que he dicho en el apartado anterior, debes dejarte aconsejar por un especialista. No pretendemos que realices grandes ejercicios de estiramiento. Los ejercicios deben ser muy sencillos y, además, cómodos para ti; hazlos en un ambiente tranquilo y relajado con poca luz y, si quieres, con una música muy relajante. La música activa, quizá algo estridente, que sirve para hacer aeróbico, no sirve en absoluto para los estiramientos. Estos deben hacerse con una música serena que te ayude a relajar todo el cuerpo y el espíritu. Unos pocos estiramientos deben ser el final de la sesión de ejercicio físico. Por otro lado, no descartes realizar unos tres minutos de estiramientos antes de iniciar el ejercicio aeróbico y la musculación. Pero desde luego, dedica unos diez minutos a hacer estiramientos al terminar la sesión de ejercicio.

Como ves, todo lo que te estoy recomendando son aproximadamente veinticinco o treinta minutos al día. No más. Si logras establecer la rutina de ejercicio físico que te acabo de indicar, notarás unos beneficios en tu cuerpo insospechados. Todo el mundo que lo practica está de acuerdo. Sin embargo, y vuelvo al punto de partida, hay una gran resistencia a iniciar los ejercicios.

Por esto, es muy recomendable, además de poner en práctica tu sesión diaria de ejercicio, que integres este en tu vida. En fin, no puedo decirte cómo tienes que organizarte; para ello debes aplicar tu propia imaginación. Lo que reitero es que, si consigues integrar el ejercicio en tu vida, esta será mucho más prolongada, placentera y, créeme, incluso más creativa.

El juego interno

Quiero hacer ahora unas consideraciones sobre el ejercicio físico cuando está integrado en un juego. Te voy a hablar del tenis, que es el deporte-juego que yo practico. Si tienes oportunidad, fíjate en un partido de profesionales y después ve a un club donde haya dos adolescentes aficionados jugando. Una cosa muy curiosa que hacen los aficionados malos es que se gritan y se dan órdenes a sí mismos. No es difícil oír cosas del tipo: «Pepe, ¡qué mal estás tirando el revés!» o «Juan, ¡eres un burro y así no puedes seguir!». Expresiones mucho más groseras he oído yo en boca de niños (y niñas) adolescentes a los cuales una suerte de figura externa, una especie de superego les dice que son unos burros y que lo están haciendo fatal. Naturalmente, la siguiente bola van a jugarla mucho peor y mucho más tensos; en definitiva, no se están divirtiendo. Al contrario, los profesionales, cuando están en situaciones mucho más tensas que los aficionados, se animan mucho cuando hacen un punto bien y se callan y se concentran cuando han jugado mal. Estas personas, que tienen una enorme preparación psíquica, y no solo física, se han dado cuenta de que recriminarse no lleva a ningún sitio. Creo que en el juego es cuando más he visto la figura freudiana del superego. Freud definía el superego como una especie de figura paterna que estaba encima de ti, dándote instrucciones sobre cómo debes hacer las cosas. En ocasiones el superego llega a insultar al yo: el propio jugador se insulta a sí mismo, se llama burro, inútil, que no sirve para esto, etc. Por descontado, todo eso es un enorme error que lleva a la falta de equilibrio y de felicidad.

Hace ya muchos años encontré un curiosísimo libro titulado *El juego interior del tenis,* cuyo autor es W. Timothy Gallwey. Bill Gates dice que es el mejor libro sobre tenis que ha leído. Yo estoy de acuerdo. Gallwey propone que lo importante, y lo divertido, es jugar bien el juego, sea de tenis o de cualquier otra especialidad. Y el juego interno es un juego de concentración relajada. Un aspecto muy relevante que señala Gallwey es que no hay que «sobre-intentar» hacer las cosas en el deporte. No hay que pasarse en los intentos de jugar bien esta bola, hacer bien esa jugada, etc. Solo si mantienes la mente relajada y dejas que tu cuerpo exprese los movimientos que ha aprendido en el entrenamiento podrás practicar bien el juego interno, sea del tenis o cualquier otra especialidad. Intenta concentrarte en tu interior, intenta fijarte en el juego, pero no intentes hacer las cosas demasiado bien. Si quieres hacer las cosas demasiado bien lo normal es que las hagas mal. El juego interno te enseñará a ser feliz practicando los deportes en su faceta de juego y, además, te hará ser una persona más equilibrada que podrá jugar mejor el juego de la vida.

El ejercicio como tratamiento para prevenir la fragilidad y, sobre todo, su paso a la dependencia

En la primera parte de este libro, ya hemos hablado de que el número de personas dependientes está subiendo alarmantemente con un enorme coste personal y económico. Es fundamental que intervengamos para evitar la transición hacia la dependencia. Para ello es imprescindible diagnosticar la fragilidad cuando ya hay síntomas, ya que en esa fase el tratamiento es posible, mientras que después, una vez que se ha establecido la dependencia, ya resulta muy difícil recuperar al paciente. Uno de los tratamientos más eficaces para disminuir la fragilidad, e incluso a veces curarla, es el ejercicio físico. Nuestro equipo en la Universidad de Valencia, en colaboración con el del doctor Tarazona, del hospital de la Ribera, vimos que un programa de ejercicio físico específico es enormemente eficaz para retrasar la fragilidad y para mejorar la salud de los pacientes.[27] Pero no vale cualquier ejercicio. El programa de ejercicio tiene que ser multicomponente, es decir, tener varias características como potenciar la musculación, el equilibrio, el ejercicio aeróbico, etc. O sea, más personalizado. Esto no quiere decir que sea diferente para cada persona, sino que ha de ser diferente para cada grupo de personas. No puede aplicarse igual a una señora de sesenta y cinco años que a un señor de noventa. En realidad, hay que personalizarlo en función del nivel de vigor de cada grupo. Por último, es muy conveniente que sea social, es decir, que se haga en grupo y no individual-

---

27. Tarazona-Santabalbina F.J., *et al.*, «A Multicomponent Exercise Intervention that Reverses Frailty and Improves Cognition, Emotion, and Social Networking in the Community-Dwelling Frail Elderly: A Randomized Clinical Trial», *Journal of the American Medical Directors Association*, 17 (5), (1 de mayo de 2016), pp. 426-433.

mente. Los resultados que vivimos en el ensayo clínico, y que se resumen en la figura 15, fueron espectaculares. Uno de los aspectos que más me impresiona es que el número de veces que las personas que practican ejercicio fueron a su centro de salud era aproximadamente la mitad de veces que iban a los controles las personas que se reunían, pero no hacían ejercicio. Este, además, mejora la depresión y el estado de ánimo general, así como muchos aspectos relacionados con las capacidades para hacer actividades de la vida diaria: vestirse, lavarse, etc. Más aún, los programas de ejercicio contribuyen a la prevención de enfermedades como el alzhéimer.[28] La figura 15 muestra algunos de los efectos favorables del ejercicio físico controlado en personas frágiles.

---

28. De la Rosa A. *et al.*, «Physical exercise in the prevention and treatment of Alzheimer's disease», *Journal of Sport and Health Science*, 9 (5), (septiembre de 2020), pp. 394-404.

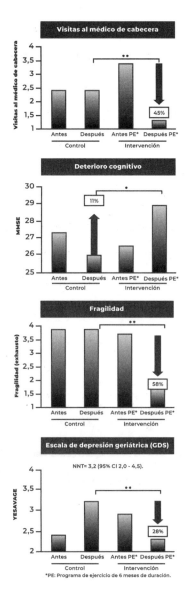

Fig. 15. El ejercicio físico controlado disminuye las visitas al centro de salud, disminuye la fragilidad, mejora la cognición y la depresión en personas mayores frágiles.

Para no olvidar:

8

Interviniendo en el envejecimiento: la alimentación

Comemos demasiado

«Come poco y cena más poco, que la salud de todo el cuerpo se fragua en la oficina del estómago. Sé templado en el beber». Este es uno de los maravillosos consejos que don Quijote da a Sancho cuando se iba a la ínsula Barataria.

El problema más grave que veo en la sociedad occidental en cuanto a la alimentación es que comemos demasiado. Y, además, en muchos casos, comemos mal. La fórmula que más alarga la vida en muchas especies, por ejemplo, ratones, e incluso monos, es la moderación en la ingesta de alimentos, también conocida como restricción calórica. De hecho, si a un animal lo sometemos a una dieta pobre en calorías, pero que mantenga todos los nutrientes necesarios para un desarrollo normal, vive mucho más que otro animal de la misma especie, pero que pueda comer todo lo que quiere. Esto que expongo no es una opinión mía, está absolutamente comprobado desde los primeros experimentos llevados a cabo ya en 1934 por el doctor Clive McCay en Estados Unidos. Estos trabajos se han reproducido en muchas especies animales, incluyendo monos Rhesus.[29] El problema de la restricción calórica radica, como es lógico, en que es muy pesado hacerla. No sé si estás dispuesto a quedarte con hambre todas las comidas de tu vida. Yo, desde luego, no. Lo que pretendo en este capítulo es intentar casar los conocimientos que tenemos sobre

29. Mattison J. A., *et al.*, «Caloric restriction improves health and survival of rhesus monkeys», *Nature Communications*, 8:14063 (17 de enero de 2017).

alimentación ideal para la longevidad con una vida agradable, placentera y fructífera. Pero no cabe duda de que en la sociedad actual todos comemos demasiado.

No es necesario que te comas toda la comida que te ponen delante

Una vez más, tal y como hemos visto a lo largo del libro, la vida de los seres humanos ha cambiado en extremo en los últimos doscientos años. Hasta hace dos siglos (más o menos cuando nació tu tatarabuelo) la gente simplemente no tenía bastante comida disponible. Durante milenios de evolución hemos desarrollado un instinto que nos lleva a comer cuando hay comida por si acaso esta se acaba y mañana no tenemos qué comer. Y esto tenía todo el sentido cuando uno estaba en el bosque y tenía disponibilidad de comida solo esporádicamente. Piensa en cualquier animal en la sabana africana, en el bosque, o en la selva: solo encuentra comida cuando caza. Como es natural, come todo lo que puede porque es muy probable que otros días no tenga acceso a suficiente comida.

Nota la enorme diferencia que existe entre la situación de este animal (y de cualquier antecesor nuestro) y la nuestra en la actualidad. Tú tienes asegurado todo el acceso a la comida que necesitas hoy, mañana y prácticamente todos los días de tu vida. Sin embargo, tu instinto no está desarrollado para esto. Tu instinto te lleva a comer todo lo que tienes delante por si acaso mañana no tienes qué comer. Esto, insisto, no es una actitud que mantengas de manera racional. Se trata de una actitud irracional que debes, en primer lugar, conocer y luego intentar corregir de manera consciente; pero ya te digo que es muy difícil corregirlo, porque estás luchando contra una conducta que está impresa en tu subconsciente colectivo desde hace milenios. Total, que nos comemos toda la comida que nos ponen delante. Y, además, en muchos casos picamos entre comidas tan solo porque tenemos acceso al alimento.

Nunca insistiré bastante en lo importante que es darse cuenta de que no hay que comerse toda la comida que uno tiene delante. Además, un sencillo cálculo te hará comprender la relevancia de esta cuestión. Una persona normal viene a comerse unos dos kilos de comida al día. Esto supone aproximadamente setecientos kilos de comida al año. Si una persona come tan solo un 1 por ciento de más de lo que necesita, acumulará siete kilos. Este cálculo no es del todo cierto tal y como lo planteo aquí. Sería mucho más correcto hacerlo estudiando las calorías que consume una persona durante un año, y estimando la cantidad de grasa acumulada que esto supone. Pero por claridad seguiremos con nuestros cálculos en kilos. Total, que si aumentas el 1 por ciento en lo que comes, en realidad vas a aumentar siete u ocho kilos al año.

Pero no te preocupes, hay mecanismos extremadamente precisos que te hacen tener el hambre justa para mantener el peso. Habrás notado que, si un día comes más de la cuenta, al día siguiente tienes menos apetito. Esto es verdad siempre que comas por hambre y no por otras razones. Si te pones a comer porque estás nervioso, entonces estás adulterando el sutil mecanismo de control de peso corporal y vas a engordar, vas a engordar mucho.

Recientemente se ha hecho muy popular la idea del ayuno intermitente, es decir, estar sin comer nada entre catorce y dieciséis horas al día. El doctor De Cabo y sus colaboradores explican que los estudios preclínicos y los ensayos clínicos han demostrado que el ayuno intermitente tiene beneficios de amplio espectro para muchas afecciones de salud, como la obesidad, la diabetes mellitus, las enfermedades cardiovasculares, los cánceres y los trastornos neurológicos. [30]

30. Duregon E., L.C.D.D. Pomatto-Watson, M. Bernier, N.L. Price, R. de Cabo, «Intermittent fasting: from calories to time restriction», *Geroscience*, 43 (3), (junio de 2021), pp. 1083-1092.

Escucha tu cuerpo: si no tienes hambre, no comas

Aquí te mando un mensaje clave en nuestro razonamiento: escucha tu cuerpo. Si no tienes hambre, simplemente no comas. Muchas veces en una comida de trabajo, de negocios o familiar ingieres más comida de la que necesitas, más comida de la que pide tu cuerpo. Muy al contrario, lo que debes hacer es intentar quedarte con un poco de apetito. No saciarte completamente. Escucha tu cuerpo, insisto. Y esto que te digo en el contexto de la dieta también es importante que lo veas en otros muchos aspectos de la vida. No dejes que tu trabajo interfiera. Si tu cuerpo te pide hacer algo de ejercicio es que debes hacer ejercicio. Pero no nos desviemos del tema de este capítulo. Si tu cuerpo no te pide comer tanto, no comas tanto; si tu cuerpo no te pide beber tanto alcohol, no bebas tanto solo porque tus amigos beben mucho.

Comer mal engorda

¿Has notado que si comes deprisa comes más de la cuenta? Es fundamental que comas despacio. Esto no solo te lo digo desde el punto de vista de la nutrición. Los especialistas en medicina digestiva te insistirán en la importancia capital de comer despacio para hacer una buena digestión. Lo que quiero resaltar aquí es que es importantísimo comer despacio para poder comer bien y para comer menos. En muchas, pero muchas, ocasiones me he dado cuenta de que si como deprisa, como demasiado. Y esto es un error tremendo. Si comes deprisa (como si bebes deprisa) te pierdes casi todo el disfrute que conlleva la comida. Comer pasa de ser un arte a ser una mera satisfacción de una necesidad biológica. La comida pasa de ser algo culto a ser un mero instinto. Es muy importante que comas bien y para esto es esencial que comas despacio. Y, además, ¿por qué no?, puedes comer las cosas que te gustan, pero siempre con moderación.

Come fruta y verdura

En el apartado anterior te he insistido en la importancia fundamental de comer bien. Ahí hablaba de comer despacio y de comer cosas que te gusten. Aquí voy a resaltar la enorme importancia que tiene comer fruta y verdura: si comes cinco piezas de fruta o verdura al día, tu vida se alarga. El problema tremendo es que no sabemos qué tienen la fruta y la verdura que sea tan sano. Hace unos años pensábamos que eran las vitaminas, pero nos hemos dado cuenta, y hay pruebas irrefutables en este momento al respecto, de que la suplementación con una u otra vitamina no solo no alarga la vida, sino que incluso puede ser mala para la salud.[31] Es posible que lo que sea tan bueno de la fruta sea la fibra. La fruta y la verdura tienen una gran

---

31. Bjelakovic G., D. Nikolova, L. L. Gluud, R.G. Simonetti y C. Gluud, «Mortality in randomized trials of antioxidant supplements for primary and secondary prevention: systematic review and meta-analysis», *JAMA*, 297 (8), (febrero de 2007), pp. 842-857.

cantidad de fibra y esta es muy buena para la digestión. Sin embargo, tampoco estamos seguros de que la fibra sea lo que alarga la vida. Otro componente de la fruta que es muy sano es el colorante. Como es natural, no me refiero a ningún colorante artificial que se le añada a la fruta o a la verdura, sino al hecho de que estas sean coloreadas, esto es, el tomate rojo, la zanahoria anaranjada, etc. Los colorantes naturales de la fruta parecen ser muy beneficiosos para la salud porque pensamos que contienen elementos que inducen unos genes llamados «genes de longevidad», de los cuales te hablaré de forma breve más adelante. Total, que no sabemos por qué, pero la fruta y la verdura son muy sanas y te recomiendo vivamente que hagas una comida entera al día de fruta o verdura. Esto de la fruta tiene otra ventaja adicional. Muchas personas, quizá sea tu caso, que viven bajo un gran estrés pueden tener la tensión arterial alta. Y naturalmente lo que decimos los médicos a la gente que tiene la tensión alta es que no echen sal a las comidas. Una manera fácil, agradable, placentera y muy útil de hacer una comida sin nada de sal es hacer una comida de fruta. No me importa que sea la misma fruta o variada. Opino que si todos los días haces una comida de fruta es mejor tomar cada día una fruta diferente. ¿En qué se parece el sabor del kiwi al de la manzana o al de la naranja o al del plátano o al de la pera? Si piensas que todos los días cenas fruta, probablemente creas que es un rollo, pero si piensas que un día cenas kiwi, y otro día cenas pera, y otro día cenas naranja, en realidad estás haciendo una cena diferente cada día.

Entre las frutas también puedes considerar que entran las verduras. Un día puedes, por ejemplo, cenar tomate. Como es lógico, no se trata de tomarse una sola pera o un solo tomate, sino todos los que desees, no me importa que te comas cinco; como si te comes siete. Ya te indicaré más adelante que un enorme error en la alimentación es pensar que mezclar la fruta engorda o que la fruta engorda más antes de comer o después de comer: no es verdad. Si te recomiendo que tomes cada día una fruta distinta no es porque engorde más o menos, que en realidad engorda igual, o sea casi nada, sino porque es más entretenido. Si puedes, sigue este tipo de dieta: tomar una fruta diferente cada día. Hazlo. Verás cómo mejora tu calidad de vida y cómo, espontánea y agradablemente, pierdes peso.

El agua: un nutriente esencial

En muchas ocasiones nos olvidamos de que el alimento más importante de todos es el agua. Es fundamental que te des cuenta de que el agua es esencial para la vida y de que es mejor pasarse que quedarse corto. Nosotros disponemos de un órgano fabuloso para tratar y concentrar líquidos que es el riñón. Habrás observado que los días que bebes relativamente poco, o haces más ejercicio, o por cualquier razón, sudas más, la orina se concentra mucho. De esta manera ahorras la pérdida de agua, pero estás sometiendo al riñón a un enorme trabajo para concentrar la orina. Es importante evitarle este trabajo al riñón. Te recomiendo que bebas litro y medio de agua al día, aunque no tengas sed. No importa cómo sea el agua, puede ser mineral con gas, mineral sin gas, agua del grifo (siempre que, por descontado, estés en un país como España en el cual el agua del grifo es absolutamente segura) o agua de cualquier otra procedencia. Lo que es esencial es que no tomes refrescos que contienen una enorme cantidad de calorías. Las bebidas refrescantes (excepto las bebidas *light*) contienen una gran cantidad de calorías y no somos conscientes de que las estamos tomando. De hecho, la mayor cantidad de calorías en la dieta normal de los estadounidenses proviene de las bebidas refrescantes. Es importantísimo, por tanto, que sacies la sed con agua o con bebidas *light* que no contengan calorías.

Mitos frecuentes en la alimentación

Dudo que haya alguna actividad humana habitual que esté más plagada de mitos y de mentiras que la alimentación. En mi vida profesional como médico he observado que muchas personas tienen conceptos absolutamente equivocados en cuanto al poder energético, a lo que engorda, a lo que adelgaza, a lo que es sano, en relación con lo que comen. Pero, además, observando anuncios comerciales, sobre todo en televisión, me doy cuenta de que se propagan una gran cantidad de mitos y, en algunos casos, mentiras deliberadas en relación con la alimentación. Incluyo en el listado algunos mitos más frecuentes en nutrición. No es este el sitio de describir uno por uno todos estos mitos. Lo que pretendo es simplemente hacerte ver algunos de los más comunes que me he encontrado en relación con lo que engordan unos u otros alimentos.

Algunos mitos más frecuentes en nutrición

- Las vitaminas engordan.
- La fruta tras las comidas engorda.
- Los alimentos *light* o integrales adelgazan.
- El aceite de oliva no engorda, y el de girasol menos.
- El chocolate es malo para la salud.
- Las dietas vegetarianas son muy saludables.
- Estoy gordo/a porque retengo muchos líquidos.
- El agua engorda.
- El agua con las comidas engorda.
- El agua con gas engorda.
- La tónica no engorda y quema grasas.
- Beber agua antes o después de comer engorda.
- Hay aceites que engordan o aceites que no engordan. En concreto, corre la idea de que el aceite de oliva no engorda.

- El aceite de oliva crudo engorda menos que frito.
- La fruta engorda más si se toma después de la comida que si se toma antes de comer.
- Necesitamos muchas más vitaminas de las recomendadas.

Un mito muy recurrente es que el agua engorda. En este sentido es importante que te des cuenta de que engordar significa aumentar la cantidad de grasa y no aumentar el peso de tu cuerpo. Como es lógico, si te bebes un litro de agua pesarás inmediatamente un kilo más. Pero no has engordado nada en absoluto; pronto los mecanismos de regulación de tu cuerpo entrarán en acción y aumentarás la cantidad de orina que generes en las siguientes horas y el resultado será que ni has engordado ni has adelgazado nada. Mucho más común es la idea de que el agua con gas engorda. Nada más lejos de la realidad: ni el gas carbónico que se le añade al agua ni el agua propiamente dicha tienen ninguna caloría. No existen, desde el punto de vista nutricional, aguas más ligeras o aguas más pesadas. El agua pesada es agua radiactiva y no tiene nada que ver con la alimentación. Toda el agua, absolutamente toda el agua, está libre de calorías por completo. Así pues, te recomiendo que bebas cuanto más mejor si quieres mantenerte en un estado de salud óptimo. No engordarás nada bebiendo agua.

Date cuenta, sin embargo, de que todos los refrescos que no sean *light* engordan, y mucho. Los refrescos de cola, las aguas tónicas, etc., tienen una gran cantidad de azúcar. Mucho más de lo que te imaginas. Aportan, como ya he dicho antes, un número elevado de calorías, y además estas son lo que en nutrición se llama «calorías vacías», es decir, calorías que solo aportan eso, energía, sin añadir nada de vitaminas, minerales, proteínas, etc. No te pido que no tomes nunca ningún refresco, sino que tengas cuidado con la cantidad de refrescos que bebes. En esto, como en todo, te recomiendo la máxima moderación. Déjame que añada que los refrescos *light* no engordan absolutamente nada y, desde el punto de vista de engordar o adelgazar, puedes beber lo que quieras de estos refrescos. Y si el agua o los refrescos *light* no engordan nada, es evidente que ni engordan antes ni después de las comidas. He encontrado gente que piensa que beber antes o después de comer engorda o deja de engordar. Puede ocurrir que si bebes bastante agua antes de comer tengas una saciedad transitoria. Esto es, que te quite algo de hambre; en ese sentido no hay ningún inconveniente en que bebas más agua antes de comer, preparando también el cuerpo para la comida.

Otro mito frecuentísimo en la alimentación es que hay aceites que engordan o aceites que no engordan. En concreto, corre la idea de que el aceite de oliva no engorda. Lo cierto es que el aceite de oliva es un alimento extraordinariamente sano, pero engorda igual que todos los demás. El aceite es el alimento que más engorda. Y engorda exactamente igual el de oliva que el de girasol, el de soja o cualquier otro aceite vegetal. Es muy importante que entiendas la diferencia entre que algo engorde y que algo sea sano. El aceite de oliva es muy sano para ti porque contiene una cantidad importante de elementos llamados «flavonoides», que son muy sanos. Pero no cometas el error de pensar que todo lo sano adelgaza, ya que no es verdad. El aceite de oliva es muy sano, pero engorda igual que todos.

Otra idea descabellada muy extendida es que el aceite de oliva crudo engorda menos que frito. Nada más lejos de la realidad: ambos engordan lo mismo. Lo que ocurre es que el aceite, de oliva o no, cuando se somete a muchas frituras, esto es, cuando se usa para freír repetidamente alimentos, es mucho menos sano que el aceite no frito. De hecho, un aceite sometido a frituras repetidas, en especial si no es el de oliva, sino de otras fuentes, puede contener elementos que sean nocivos para tu salud; pero de nuevo, no caigas en el error de pensar que lo que es sano no engorda, o lo que es nocivo engorda. Desde el punto de vista energético, los aceites fritos o no fritos, de oliva o no de oliva, todos engordan lo mismo y, además, engordan muchísimo.

Si quieres hacer régimen, si quieres perder peso, ten mucho cuidado con la cantidad de aceite crudo o frito que ingieres.

Otra idea incorrecta que he encontrado muchas veces en la vida es que la fruta engorda más si se toma después de la comida que si se toma antes de comer. La fruta engorda lo mismo, se coma antes o después de comer. Pero aquí hay una sutileza que te quiero señalar: si llegas a tu casa muerto de hambre después de una jornada de trabajo y antes de la cena propiamente dicha no puedes esperar, más vale que comas fruta que, por ejemplo, frutos secos. En este sentido, no es que la fruta no engorde antes de comer, es que tomándola antes evitas tomar otras cosas que sí que engordan y engordan muchísimo. Y, además, tomando fruta las calorías que ingieres son calorías muy «llenas», es decir, muy ricas en otros nutrientes que no son solo energéticos como, por ejemplo, vitaminas, sales minerales, fibra, etc. Pero desde el punto de vista de las calorías, por supuesto una manzana antes de cenar y una manzana después de cenar tiene las mismas. Reitero, y te recomiendo, sin embargo, que cuando tengas apetito entre comidas comas fruta. De este modo irás sumando hasta las cinco piezas que es recomendable tomar todos los días. Así, por otra parte, no engordarás y en definitiva llevarás una alimentación mucho más adecuada. Hay libros de divulgación en relación con la nutrición que te ilustrarán mucho más ampliamente sobre estos mitos y falacias que vemos a menudo en el mundo de la alimentación. Mi intención en este apartado ha sido destacar algunas de las más frecuentes. En este sentido te incluyo una tabla tomada de una publicación del Departamento de Nutrición de la Universidad Complutense de Madrid, en la que se recogen las calorías que tienen algunos de los principales alimentos, para que te hagas una idea de cuánto engorda lo que comes.

TABLA 3

Contenido en calorías de algunos alimentos
(por 100 gramos)

(Fuente: Moreiras y cols 1992)

ALIMENTO	CALORÍAS
AZÚCARES	
Azúcar (del azucarero)	373
Miel	295
ACEITES Y GRASAS	
Aceite de oliva	900
Aceite de maíz	900
Aceite de girasol	900
Mantequilla	750
Margarina	750
VERDURAS Y HORTALIZAS	
Acelgas	28
Alcachofas	38
Berenjena	23
Calabaza	12
Cebolla	25
Champiñón	25
Espárrago	63

Guisantes	78
Habas	54
Lechuga	14
Patata	80
Tomate	18
CARNES	
Carne magra de cerdo	150
Chuleta de cerdo	330
Tocino de cerdo	670
Chuleta de cordero	225
Pierna	240
Carne magra de vaca	131
Jamón serrano	150
Lomo embuchado	386
Morcilla	430
PESCADOS	
Atún	200
Besugo	90
Dorada	77
Lubina	86
Merluza	90
Pez espada	110
Rape	82
Rodaballo	100

Salmón	180
Salmonete	100
LÁCTEOS	
Leche (100 ml)	65
Leche desnatada	33
Nata	447
Queso de bola	350
Queso gruyer	400
Queso manchego fresco	330
Queso manchego curado	420
Yogur	80
Huevos	150
CEREALES	
Arroz	350
Bollería	400
Pan blanco	260
Pan integral	230
Pasta (fideos, macarrones, etc.)	370

Dieta y longevidad: el caso de Okinawa

La importancia de la dieta en la longevidad y en el bienestar ha sido demostrada en muchísimas ocasiones. Sin embargo, hay un caso especialmente significativo en el cual se demuestra la trascendencia de la dieta en la longevidad. Se trata de los ciudadanos de Okinawa que tienen la mayor proporción de centenarios del mundo.[32] En Okinawa, la gente come más soja que en ninguna parte del mundo. Es sabido que los japoneses ingieren mucha más soja que los occidentales, pero en Okinawa toman más incluso que en otras partes del país. Quiero remarcar aquí que, además, los ciudadanos de Okinawa comen muy poco y realizan ejercicio moderado. Desde el punto de vista conceptual, el hecho de que vivan tanto no puede atribuirse a factores concretos, sino al hecho de que todos ellos se reúnen en esta población de excepcional longevidad. En Okinawa la gente come realmente muy poco y logra unas longevidades muy grandes.

32. Poulain M., A. Herm, «Exceptional longevity in Okinawa: Demographic trends since 1975», *Journal of Internal Medicine*, 295 (4), (abril de 2024), pp. 387-399.

Recomendaciones nutricionales y dietéticas

Voy a comentar ahora algunas recomendaciones nutricionales y dietéticas. Establezco la distinción entre nutrición y dietética en el siguiente sentido: entiendo por recomendaciones nutricionales, como se verá enseguida, las recomendaciones de carácter más general, es decir, si hay que bajar el consumo de carbohidratos o hay que aumentar el consumo de proteínas, etc. Por otro lado, las recomendaciones dietéticas son mucho más prácticas para el consumidor, por ejemplo, si hay que comer más fruta o hay que tomar menos azúcar y dulces.

Las principales recomendaciones dietéticas del Senado de Estados Unidos, pero que son prácticamente las mismas que se recomiendan en Europa, son las siguientes:

- Aumentar el consumo de carbohidratos (a aproximadamente la mitad de las calorías consumidas).

- Bajar el consumo de grasas al 30 por ciento de las calorías consumidas.
- Repartir el consumo de grasa a 10 por ciento saturadas, 10 por ciento monoinsaturadas y 10 por ciento poliinsaturadas).
- Reducir el consumo de colesterol a 300 mg/día.
- Mantener un consumo de proteínas relativamente alto, como veremos luego.
- Reducir el consumo de azúcar y dulces.
- Reducir el consumo de sal a menos de 3 g/día.

Quiero añadir dos reflexiones. En primer lugar, que estas recomendaciones reflejan el estado de las cosas en un momento determinado y que tienden a ser conservadoras, es decir, a no cambiar con las últimas investigaciones y a no incluir recomendaciones hasta que no estén completamente aceptadas por la comunidad científica. Por ejemplo, ahora, muchos trabajos parecen indicar que no hace falta subir tanto los carbohidratos como se decía antes y que no hay que restringir tanto la grasa porque, de hecho, hay alimentos con grasas muy saludables. Esta idea aún no ha sido incorporada a las recomendaciones generales. La segunda reflexión es que se trata de recomendaciones generales, o sea que no están personalizadas. Pero en la práctica diaria debemos personalizar las recomendaciones para cada persona. Por ejemplo, si una persona es hipertensa desde luego debe seguir al pie de la letra las recomendaciones de restringir la sal. Sin embargo, a los hipotensos no se les debe hacer énfasis en que tomen menos sal de la que tomaban, porque esta medida dietética sirve básicamente para bajar la tensión arterial y, claro está, las personas que tienen la tensión arterial baja no deben recurrir a métodos que tiendan a bajarla aún más.

Partiendo de estas recomendaciones nutricionales, los profesionales hacemos varias recomendaciones dietéticas, es decir, mucho más cerca de la práctica diaria de la alimentación individual. Las principales de ellas son:

- Aumentar el consumo de fruta.
- Aumentar el consumo de aves y pescado (y bajar el de otros tipos de proteínas).
- Reducir el consumo de grasa animal.
- Reducir el consumo de azúcar y dulces.
- Reducir el consumo de sal y los alimentos muy salados.

Después de muchos años de estudio, de ver pacientes y reflexionar sobre el asunto, creo que hay unas pocas recomendaciones dietéticas que podrían ayudarnos a mejorar mucho nuestra calidad de vida. La más importante es la siguiente: si tienes dudas, vuelve a la comida tradicional. Los que pasamos de la cincuentena recordamos que en nuestra niñez los niños no comían tanta pastelería y tanta bollería como ahora. Se comía más pan, a veces con aceite, a veces con algo de chocolate, y no tanta bollería. Los cambios que han ocurrido en los últimos años no se refieren solo a la bollería, sino en general al aumento del consumo de grasas por la población. Y, además, se toma harina mucho más refinada, mucho más pobre en fibra. También se bebe menos agua y más refrescos. Y asimismo se consume más alcohol de una manera indiscriminada. En general, podemos decir que en poco tiempo se ha pervertido muchísimo la dieta.

Lo que pretendo con estas recomendaciones es marcar un camino que puedas adaptar a tus propios intereses y a tu propio estilo de vida. En primer lugar, te diré que es importante aumentar la cantidad de carbohidratos complejos, esto es, arroz, pan, patata, y disminuir la cantidad de alimentos dulces que contengan sacarosa, para entendernos, azúcar del azucarero. Más aún, como se verá luego, es esencial aportar fibra y, por tanto, te recomiendo que comas pan integral. Te quiero señalar que el pan integral solo engorda un poco menos que el pan normal. La cantidad de fibra que contiene el pan integral, que puede ser de un 5 a un 10 por ciento, es lo que vas a ahorrarte en calorías. Lo saludable del pan integral no es que engorde menos, sino que contiene fibra que es fundamental para tu salud. Te reitero aquí que los refrescos tienen enormes cantidades de azúcar. Limita al máximo los refrescos siempre y cuando estos no sean *light*: desde el punto de vista de las calorías, no hay problema con los refrescos *light*.

Hay un gran número de personas que toman una proporción alta de grasa en su dieta. Restringe la cantidad de grasa que ingieres con tus alimentos. Soy consciente de que esto es muy difícil de llevar a cabo porque la grasa (en todas las culturas, orientales y occidentales) tiene un enorme valor gastronómico. Piensa, por ejemplo, en lo que es el pan a secas y compáralo con pan con aceite. O lo que es arroz blanco o arroz al que le añades un buen chorro de aceite, o lo que es una tostada con mantequilla o sin mantequilla. Y finalmente, piensa lo que es carne seca o una chuleta de cordero. En todos los casos verás que el alimento, cuando contiene grasa, es muchísimo más sabroso. No resulta realista disminuir la grasa a cero y pretender que una persona haga esa dieta porque los alimentos simplemente no están buenos. Yo no quiero, en absoluto, que te dediques a llevar una vida espartana y amarga. Todo lo contrario. Lo que te aconsejo es que busques alimentos que, estando buenos, contengan el mínimo de grasa. La fruta es el mejor ejemplo que te puedo dar en este particular. Y, por otro lado, los postres de repostería contienen todos mucha grasa y esto es lo que los hace tan buenos; bajo ningún concepto pienses que te propongo que nunca más comas pasteles, dulces y otros postres de tan alto valor gastronómico. Lo que te digo es que, por favor, los limites y solo los tomes cuando estés de verdad motivado para degustarlos y no para matar el hambre.

Repito aquí un punto que ya he señalado antes: hay grasas que son muy buenas para la salud. El mejor exponente es el aceite de oliva. El que una cosa sea sana no quiere decir que no engorde, quiere decir que es sana. Igualmente, hay grasas que no son tan saludables y debes restringir su consumo. En mi opinión, y en la de otros muchos especialistas, la margarina es un ejemplo de ese tipo de grasa. Todas las grasas que se solidifican industrialmente a partir de aceites para poder untarlas en tostadas, etc., pierden mucho valor nutricional. Restríngelas.

Te quiero exponer ahora unas reflexiones sobre las proteínas. Muchos expertos en longevidad y nutrición coinciden en que la restricción de proteínas es muy sana para la longevidad. Se recomienda 0,8 g por kilo de proteína seca al día. La proteína hidratada, que es como solemos comerla, tiene cuatro partes de agua por cada parte de proteína, por lo cual el valor de proteínas que nos salga de multiplicar 0,8 por el peso de la persona habrá que multiplicarlo por 5, porque las proteínas tal y como las cocinamos tienen aproximadamente un 80 por ciento de agua y solo un 20 por ciento de proteína seca. Quiero hacer hincapié en que las personas mayores tienen un requerimiento mayor que los jóvenes. Esto se debe a que en las personas mayores los mecanismos de defensa contra agresiones bajan y se lesionan más proteínas de forma molecular, por lo que hay que reponerlas en mayor cantidad que en el adulto joven.

Las cifras de los requerimientos de proteínas que acabo de exponer se basan en las siguientes recomendaciones: un adulto joven necesita 0,8 gramos de proteínas por kilo y día. Sin embargo, para una persona mayor se requieren hasta 1,2 g de proteínas por kilo y día. Aunque parezca paradójico, una persona muy mayor necesita más proteínas que una joven. Esto tiene una explicación. Muchas de las proteínas que necesitamos se utilizan para reponer proteínas dañadas como resultado de la actividad vital en las células. En muchos casos hay elementos constituyentes de las proteínas —los aminoácidos— que se oxidan, y hay que reponerlos. Las formas de aminoácidos estropeadas se suelen desgajar de las proteínas y se eliminan por la orina. Entonces se requiere una ingesta nueva de proteínas para aportar esos aminoácidos que hay que reponer. Tiene sentido pensar que a una persona mayor se le estropean más proteínas al día que a un adulto joven. El problema que tenemos en nutrición para las personas mayores es que estas pierden el apetito muchas veces; otras, y esto es muy frecuente, pierden la capacidad de percibir gustos y les disminuye el sentido del olfato, por lo que la apetencia de comida se reduce, es decir, les disminuye el apetito. No es de extrañar que varias estadísticas hayan demostrado que alrededor del 40 por ciento de las personas mayores de sesenta y cinco años en Europa sean deficientes en proteínas. En muchos casos, para personas mayores, se puede requerir la administración de suplementos de proteínas de alto valor biológico cuando la ingesta de estas, mediante la dieta, sea insuficiente. Estudios llevados a cabo en la Universidad Complutense de Madrid, por el doctor Barja de Quiroga, y en la Universidad de Lleida, por el doctor Reinald Pamplona y sus colaboradores, demuestran que la restricción de metionina, un aminoácido, alarga la vida. Y ¿qué alimentos contienen metionina? Sobre todo, las carnes. Por otro lado, las proteínas de origen vegetal, por ejemplo, garbanzos, maíz, guisantes, etc., son relativamente pobres en metionina. La conclusión a la que debes llegar es la siguiente: intenta tomar alimentos que tengan proteínas de origen vegetal, o sea las que suelen ponerse en un potaje, y evita las grandes cantidades de proteínas, en especial las de origen animal. De nuevo, nada más lejos de mi intención que prohibirte que tomes un filete de ternera o una pierna de cordero. Pero hazlo con moderación y con relativa poca frecuencia.

Ahora paso a abordar el tema de la fibra. Mi recomendación es que aumentes todos los alimentos que contengan fibra, fundamentalmente arroz integral, pan integral, fruta y verduras. La fibra alimentaria mejora el tránsito intestinal y, parcialmente, el estreñimiento. Una gran parte de la población sufre de esta dolencia y es importante que nos demos cuenta de que mediante una alimentación sana podemos disminuir la frecuencia del estreñimiento. Además, se habla de una relación inversa entre la ingesta de fibra y el cáncer de colon. Las causas por las cuales la fibra protege contra el cáncer, en el caso de que finalmente se demuestre, no están bien definidas, pero no es malo trabajar en esa dirección. Por lo tanto, piensa en aumentar el pan integral, en disminuir los bollos y el pan hechos con harinas muy refinadas y en aumentar la ingesta de fruta y de verdura que, como es público y notorio, son ricas en fibra.

Por último, deja que te hable brevemente sobre los fitonutrientes. Estos son componentes de las plantas que no tienen valor energético: ni engordan ni adelgazan, pero son muy sanos para la salud. Ya me he referido antes a la soja. En general, la soja y las frutas, sobre todo las frutas coloreadas, son ricas en estos componentes que son muy útiles para la salud. En nuestro propio laboratorio hemos estudiado con cierto detalle la importancia de derivados de la soja para promover la expresión de proteínas que se asocian a aumentos de la longevidad. Estas sustancias están presentes en las frutas y en las verduras. Por tanto, no dejo de insistirte en las ventajas que presenta tomar a diario mucha fruta y verdura para que nos aporte una significativa cantidad de estos fitonutrientes, esto es, nutrientes de plantas que ayudan a la salud.

Dejo para el final la sal. La sal, es decir, el cloruro sódico, la sal del salero, es absolutamente necesaria para tu salud. No se puede vivir sin ella. Recuerda, la palabra «salario» viene de sal. ¡Se pagaba con sal! El problema de la sociedad actual es que, como en tantos casos, nos hemos pasado de la medida. La mayor parte de la población toma demasiada sal y esto es malo para la salud, porque aumenta la frecuencia de hipertensión. La hipertensión es una enfermedad seria que hay que prevenir a toda costa. Los médicos especialistas en ella insisten en que disminuyamos la cantidad de sal en la comida. Deja que añada que, por el contrario, si eres de las personas (habitualmente mujeres jóvenes y de piel clara) que tienen la tensión baja, antes de tomar medicamentos, como primera medida, debes aumentar el consumo de sal. Es decir, si notas que tienes la tensión baja, toma, por ejemplo, en el desayuno una tostada con muy poco aceite, tomate y sal. O bien, toma alguno de los muchos preparados que hay en la farmacia que contienen básicamente sales minerales. En la sal, como en todo, la medida es lo importante. De todos modos, lo más habitual es que estés tomando demasiada sal y lo que te recomiendo es que disminuyas la ingesta de la misma. La manera más fácil de hacerlo te la expongo en el siguiente apartado.

Haz una comida de fruta al día

Estas recomendaciones dietéticas que te acabo de hacer pueden parecer complicadas. Y lo último que quiero es que te compliques la vida en ningún sentido. En realidad, hay una manera muy fácil de bajar las calorías, aumentar la fibra, disminuir la sal y en general de cumplir todos los requerimientos que te hago: haz una comida de fruta al día. Ya te he hablado de esto antes, pero vale la pena repetirlo. Si, por ejemplo, te habitúas a cenar (o a comer a mediodía) solo fruta, te encontrarás con que espontáneamente, sin necesidad de complicarte la vida, haces una comida sin sal, además así te tomas las cinco piezas de fruta que necesitas al día (porque es probable que te tomes tres o cuatro de ellas en esa comida). Al mismo tiempo, estás disminuyendo las calorías (porque la fruta tiene muy pocas calorías), y también no tomas nada de sal en una de las comidas (porque nadie le pone sal a la fruta), con lo cual todas las recomendaciones dietéticas se te reajustan a lo óptimo.

Te recomiendo asimismo que no mezcles la fruta; no porque la fruta mezclada engorde más o engorde menos, que no es verdad, sino porque si todos los días tomas macedonia de frutas, al final estás cenando lo mismo a diario. Sin embargo, si un día tomas, por ejemplo, pera y al otro día manzana, y al otro día naranja, y al otro día kiwi, y así sucesivamente, pues cada día tomas una cosa con un sabor distinto y te ayudará a tener una dieta que te parecerá más variada. No hay, por otra parte, desde el punto de vista nutricional, ningún inconveniente en que tomes frutas mezcladas. La única pega que puedo pensar es que la dieta te parecerá más aburrida, pero aparte de esto no hay ningún problema. En resumen, cumplirás casi todos los requerimientos nutricionales de una persona sana si tomas una comida de fruta al día.

Nutrición mínima frente a nutrición óptima

Quiero señalarte un concepto que ha ido evolucionando en las últimas décadas y que yo suelo llamar la diferencia entre la nutrición mínima y la nutrición óptima. En el siglo xx muchos estudios de nutrición estaban orientados a que los requerimientos mínimos de cada uno de los componentes de la dieta fueran macronutrientes (como las proteínas grasas o carbohidratos), o micronutrientes (como las vitaminas y los minerales), que eran imprescindibles para el crecimiento y desarrollo normal de la persona. Un ejemplo muy claro es la concesión del Premio Nobel a sir Frederick G. Hopkins, el descubridor de las vitaminas. La Fundación Nobel le concedió el premio *for his discovery of the growth-stimulating vitamins,* por su descubrimiento de las vitaminas que estimulan el crecimiento. Lo que se pretendía entonces es permitir y estimular el crecimiento. En la actualidad, la nutrición la orientamos no solo a crecer y a madurar, sino a obtener una gran longevidad. En una revisión en 2022, Longo y Anderson proponen que hoy se deben encontrar «estrategias nutricionales viables que hayan demostrado mejorar el rendimiento, retrasar el envejecimiento y/o prevenir enfermedades». Como se ve, hemos cambiado el foco de una nutrición mínima para crecer hacia una nutrición óptima para envejecer de un modo satisfactorio.

Para no olvidar:

9

El trabajo

Yo estoy siempre de vacaciones.

Eduardo Mendoza

Aumenta la creatividad en tu trabajo

El gran problema que veo en el trabajo que realiza la mayoría de la gente es que es muy aburrido y muy poco creativo. Aquellos que tienen, creo que puedo decir tenemos, la suerte (o la habilidad) de haber encontrado un trabajo creativo podemos decir lo mismo que

Eduardo Mendoza: que estamos siempre de vacaciones.

Lo más importante que tienes que hacer en relación con tu trabajo es conseguir que este sea creativo, que te resulte interesante, que lo que hagas te parezca útil y fructífero. Y no solo para los demás o para tu empresa, sino también para ti. Si tu trabajo te hace crecer como persona y te lleva a encontrarte mejor, entonces podrás decir, como el escritor catalán, que estás siempre de vacaciones. La realidad es que yo mismo no querría estar toda la vida en la playa y navegando a vela (que es una actividad deportiva que me gusta mucho). Creo que los navegantes deportivos profesionales tienen su papel en la sociedad, pero los aficionados tenemos que hacer otras cosas diferentes a estar siempre de vacaciones (en el sentido convencional de la palabra).

Creo que mi trabajo como profesor de universidad, como médico y ahora mismo como escritor es muy interesante y creativo y en ese sentido puedo decir con Eduardo Mendoza que yo estoy siempre de vacaciones. Es muy probable que me digas que la mayor parte de la gente no tiene la suerte que tengo yo. Estoy de acuerdo solo en parte. Decía el gran investigador Louis Pasteur que la suerte solo favorece a las mentes preparadas o, dicho de otra manera, la suerte hay que buscarla. Haz esfuerzos por obtener la máxima satisfacción de tu trabajo; procura que este te llene en la medida de lo posible; seguro que hay toda una serie de cosas buenas en el mismo, que te permiten mejorar cada día, ayudar a los demás, o ser cada vez más experto en lo que haces. No hay nada más gratificante que hacer las cosas bien.

Aumenta la creatividad del trabajo de tu equipo

Si diriges un grupo de personas, es crítico para tu empresa que consigas que tus empleados piensen que realizan un trabajo creativo, que les apetezca ir a la empresa, que les apetezca trabajar. Es muy probable que me digas que esto es una pura utopía, y tengo que reconocer que sí, que es una utopía, pero que, si no es alcanzable al cien por cien, al menos en mucha medida sí lo es. Si no piensas cambiar pronto de trabajo, lo mejor que puedes hacer es buscar medios para que este sea lo más creativo posible y lo menos aburrido posible. Esto mejorará mucho tu calidad de vida y la de tu equipo de trabajo. Una buena actitud y predisposición se contagia, y está claro que cualquier tarea siempre puede llevarse a cabo de dos formas opuestas: implicándose uno al mínimo y deseando pasar a la siguiente lo más rápido posible, y otra constructiva, que es la que hay que buscar, dando el máximo, sea lo que sea lo que se está haciendo, implicando cada una de tus facultades en esa tarea y, sobre todo, poniéndole toda tu atención.

Es muy importante para el líder de un grupo liderar desde dentro y no desde arriba, es decir, liderar porque los miembros del equipo te conceden autoridad y no meramente poder.

El líder verdadero estimula a los demás, promueve el espíritu de grupo, acepta las críticas que le hacen los miembros de su equipo y contribuye a un estado de felicidad para todo el equipo de trabajo, que es muy importante para disminuir el estrés no deseable y promover la longevidad saludable.

El exceso de trabajo es malo... y te hace poco eficiente

Pero todas las monedas tienen dos caras: creo que otro gran problema que tenemos en el mundo laboral actual es que mucha de la gente cuyo trabajo es creativo o bien que tiene responsabilidad sobre otros, trabaja demasiado. El gran investigador científico Francis Crick, que descubrió nada menos que la estructura de la doble hélice del DNA revolucionando así la biología y la medicina, escribió que *a busy life is a wasted life*, que traducido quiere decir que una vida totalmente ocupada es una vida perdida. Decía además que mucha gente trabaja tanto que no tiene tiempo de pensar. Y esto lo decía, como he comentado antes, nada menos que el autor de uno de los mayores descubrimientos en el mundo de la medicina y la biología del siglo xx.

El mensaje que te quiero transmitir es que tampoco hace falta matarse a trabajar, incluso llegando al extremo de no tener siquiera la oportunidad de pensar sobre el propio trabajo. Observa que, a base de mensajes de teléfono móvil, correo electrónico, colaboradores que quieren hablar contigo, etc., al final uno no tiene tiempo ni de pensar. Hay que encontrar el equilibrio entre el trabajo creativo y el ocio creativo. Sabrás que la palabra «negocio» viene del latín *nec otium*, «no ocio»; esto es, los sabios latinos ya veían el trabajo como el periodo de tiempo en el cual uno no estaba ocioso. Tontos no eran: construyeron un imperio que es la base de nuestra sociedad. Lo fundamental para ellos era el ocio creativo.

Me temo que a estas alturas del capítulo estés

pensando que te estoy proponiendo cosas imposibles como que tu trabajo sea muy creativo, que además no te ocupe demasiado tiempo y que encima tengas tiempo para pensar. Por descontado, esto es una propuesta de máximos: ajústate en lo posible. Se trata, naturalmente, de lograr un trabajo creativo, que te dé tiempo libre, que seas muy feliz y que también ganes suficiente dinero. Lo que pasa es que no todo el mundo lo puede conseguir, pero sí es una meta a alcanzar y sí tiene que ser un objetivo de tus planteamientos vitales.

Haz lo importante antes que lo urgente

De todas maneras, el trabajo cansa (como también cansa el deporte e incluso las vacaciones) y muchas veces es importante que seamos conscientes de lo que nos cunde el tiempo. A mí me va bien, a mitad de la mañana y, a menudo, a mitad de la tarde, parar unos segundos, no llega al minuto, y hacer recuento de lo que he hecho durante la mañana o durante la tarde. Con frecuencia tenemos tantísimas cosas que hacer que no nos damos cuenta de que es imposible hacerlas todas, y que ya hemos hecho muchas de las que queríamos hacer durante el día y que posiblemente nos habíamos exigido demasiado para un solo día. Esto me lleva a recordarte algo que ya he mencionado en el capítulo sobre el tiempo: haz lo importante antes que lo urgente. Muchas veces tenemos la tendencia a perdernos haciendo cosas que no son muy importantes y que sí son muy urgentes. Pero lo que de verdad tienes que hacer es lo importante, y por tanto en lo que debes concentrarte es en esto último.

No le pidas más a una jornada laboral de lo que puedes hacer

Un problema muy común es que nos proponemos más cosas para hacer en el día de las que podemos realmente llevar a cabo. Si uno se da cuenta de lo que ha hecho, aprenderá poco a poco a programarse mejor el tiempo.

No es mi intención aquí decirte cómo debes aumentar tu efectividad, tu eficiencia, tu rendimiento en la organización del tiempo. Ese no es el objeto de este libro. Sin duda es importante que seamos eficientes en lo que hacemos, pero lo es más para el rendimiento de la empresa y el progreso del país que para la felicidad interna de cada uno de nosotros. Y, además, hay excelentes libros y cursos dedicados a la organización del tiempo. A mí simplemente no me interesa hablarte de cómo organizarte para que seas más eficiente, sino de cómo organizar tu tiempo para ser más feliz. En definitiva, cómo organizar tu tiempo para cuidarte mejor y para envejecer mejor.

Se suele decir que el tiempo es oro. Como metáfora no está mal; lo curioso es que la gente luego no lo valora. Estamos muchísimo más interesados en tener dinero que en tener tiempo. Y, sin embargo, el dinero lo podemos ganar y perder; el tiempo perdido no lo podemos recuperar. Literariamente hablando, Marcel Proust enunció una formidable idea al titular

En busca del tiempo perdido, una de las mejores novelas del siglo XX, pero esto es alta literatura... El séptimo y último volumen se titula *El tiempo recobrado*. Psicológicamente se puede recuperar el tiempo. En el día a día, no.

Esmérate en ser consciente del tiempo que tienes y utiliza en su máximo provecho ese bien maravilloso del que disponemos. Evita a toda costa perder el tiempo. Debo advertirte que cuando me refiero a perder el tiempo no le doy la acepción común. Entiendo por perder el tiempo el que este pase sin que seas consciente de él y sin que esto te reporte beneficios para tu propio bienestar, en definitiva, para tu propia felicidad. Un día trabajando muy eficientemente en un trabajo que en realidad te aburre y que te lo han impuesto y del que no obtienes una consecuencia directa sobre tu felicidad, es un día perdido. Me dirás que sin duda muchos días laborables en que estás trabajando en lo tuyo resultan un poco pérdidas de tiempo según esta acepción. Pero también lo es un día tumbado en el sofá pasando el rato entre redes sociales, whatsapps y series. Al final se trata de dormirse uno por la noche con la sensación de haber vivido, de haber estado presente en cada momento de ese día, por muy rutinario que haya sido, y no simplemente habernos dejado llevar, arrastrar, un día más. Naturalmente, lo que yo te planteo es un intento de máximos, siendo consciente de que en muchas ocasiones tenemos que hacer cosas que uno no siente como constructivas y, sin embargo, tiene que hacerlas.

Por ejemplo, en mi faceta de profesor de universidad, encuentro muy aburrido corregir los exámenes de los alumnos. No obstante, es un aspecto fundamental de mi labor como profesor cerciorarme de qué alumnos saben la asignatura y cuáles no. Por tanto, si me paso una tarde corrigiendo exámenes pues es un trabajo poco creativo, es un trabajo aburrido, pero es un trabajo que hay que hacer. En ese sentido podría decir que una tarde corrigiendo exámenes es una tarde «perdida». Todos tenemos aspectos monótonos y repetitivos en nuestro trabajo que no podemos evitar. ¡Ojalá pudiéramos! Lo que te digo es que seas consciente de minimizar las horas empleadas en aspectos aburridos, monótonos, poco creativos de tu tiempo y que te fijes especialmente en el tiempo de ocio activo. Ahí sí dispones, con toda libertad, de lo que puedes hacer: busca aspectos creativos para llenar tu tiempo y evita al máximo perderlo.

Ya te has dado cuenta de que este capítulo no va en pos de la eficiencia para utilizar tu tiempo, sino que intento reflexionar sobre qué puedes hacer para ser más feliz con el uso sabio de tu tiempo. En mi propia experiencia, una manera de perder el tiempo es llenar el día con demasiadas cosas. Y esta es una tendencia a la que muchos estamos inclinados. Me incluyo de pleno en la gente que comete el error de intentar llenar demasiado el tiempo. Este pasa sin darnos cuenta y sin aportar nada creativo a nuestras vidas. La creatividad la has de buscar en tu interior. Es creativo aquello que te hace encontrarte mejor, más persona, más realizado, independientemente de lo que piensen los demás. Una vez más, tienes que hacer cosas útiles para ganarte la vida, pero esto, como máximo, son ocho horas, y te quedan otras dieciséis horas de ese día en las cuales dispones de tu tiempo para distribuirlo de la manera más creativa. Y esto es pensando que las ocho horas de trabajo no son creativas. Espero que no tengas la mala suerte de que debas emplear todas tus horas laborales en un trabajo nada creativo. Todos los trabajos pueden tener aspectos interesantes y constructivos para nuestra personalidad. Naturalmente, hay algunos más creativos que otros, pero esto es algo que no podemos evitar.

Incluye periodos de tiempo en tu trabajo en los que te detengas a pensar y a elegir lo que tienes que hacer

Incluir en un día más cosas de las que se pueden hacer es una fuente enorme de estrés. Evítalo a toda costa. Es importante que dejes periodos de tiempo de «colchón amortiguador» entre tareas fijas. Si consigues encajar todas las cosas que tenías planeadas en el tiempo que les habías concedido, y quieres un periodo de tiempo para parar, reflexionar, pensar en lo que has hecho, disfrutar de lo que has realizado y prepararte para lo siguiente, habrás logrado una fuente de paz interior importantísima. Me gustaría ayudarte a organizar tu tiempo en este sentido (y no en el de producir más). Y para lograrlo es fundamental que, en la medida de lo posible, elijas bien lo que tienes que hacer. En muchas ocasiones no podrás elegir y simplemente tendrás que llevar a cabo una tarea porque tus obligaciones te lo imponen. Pero si buscas bien te darás cuenta de que, asociado a lo estrictamente obligatorio, puedes hacer cosas útiles para tu trabajo, útiles para tu empresa, interesantes para tu equipo, que son a su vez importantes y creativas. Esas son las que tienes que elegir y delegar otras que sean menos constructivas.

Ten presente, además, que por suerte todos no somos iguales y que lo que a uno le parece poco creativo a otro miembro de tu equipo le puede parecer interesante. En la medida de lo posible elige y deja que los demás elijan cosas que les resulten a la vez creativas y útiles. Imagina que dibujas muy mal y además encuentras que dibujar es una actividad aburridísima. Puede haber otra persona en tu equipo que por el contrario encuentre que dibujar es muy placentero (como lo es) y que, si delegas este tipo de trabajo en esta persona, los dos seréis más felices: tú porque no lo haces y tu colaborador porque lo hace. Es en este sentido en el que debes escoger lo que haces y, en la medida de lo posible, delegar aquello que te resulte poco interesante. Sé realista, elige lo que tienes que hacer y no pongas más cosas por hora, o por día, de las que cómodamente puedes llevar a cabo. Y entonces, cuando lo hayas elegido, hazlo. Notarás cómo disfrutas muchísimo más con tu trabajo y no solo con tu trabajo, sino con muchísimas actividades que hacemos en la vida y que pueden ser fuente de placer o de estrés, dependiendo de cómo nos organicemos.

Para no olvidar:

10

Las relaciones personales

Smile, what's the use of crying?
You'll find the world is still worthwhile
if you just smile.

[Sonríe, ¿de qué sirve llorar?
Te darás cuenta de que el mundo vale la
pena si simplemente sonríes].

Letra de la canción *Smile*
compuesta por CHARLES CHAPLIN

Evita las relaciones personales tóxicas

Muchos estudios psicológicos indican que una fuente importante de estrés es la agresividad en las relaciones interpersonales. A estas alturas del libro ya te habrás dado cuenta de que, para cuidarnos, evitar el estrés debe ser un elemento fundamental en nuestras vidas. Habrás observado que muchas personas nos resultan especialmente agradables y otras, por razones que no se conoce, nos resultan desagradables. Hay algunas personas (algunos psicólogos lo cifran alrededor del 15 por ciento de la población) que tienen una personalidad marcadamente agresiva hacia los demás. Que en general, se comportan de una manera que genera estrés en sus semejantes. Estas son las personas que causan lo que llamo «relaciones tóxicas». Piensa que los tóxicos no son solo sustancias químicas, existen muchos tóxicos que son psicológicos. Hay muchas personas (y se observa muchas veces también en las familias) cuya relación con otras da lugar a situaciones estresantes.

Algunas veces no podrás evitar estas relaciones tóxicas. En este caso lo importante es identificarlas, saber que es una relación tóxica y protegerte contra ellas. Otras veces podrás evitarlas. Si las puedes evitar, hazlo. Es muy poco probable que las relaciones tóxicas te lleven a nada constructivo, interesante, en definitiva, que te haga feliz. He mencionado antes las relaciones familiares: es natural que en la familia se dé por supuesto que hay una gran carga de amor, pero muchas veces en el contexto de ese amor, probablemente no bien entendido, se generan relaciones tóxicas, incluso relaciones de poder. Hay toda una rama de la psicología clínica que es la psicología familiar. Pues bien, en el caso de las relaciones tóxicas familiares podemos ver que no siempre se pueden evitar. Si una persona tiene un hermano, un sobrino, incluso un padre o una madre cuya relación es tóxica, no puede simplemente renunciar a ellos. Además, el hecho de renunciar a una persona como un padre o una madre causa también muchísimo estrés. En mi vida profesional he observado este fenómeno a menudo y la tensión que se genera en los pacientes es enorme. Observarás relaciones tóxicas en todos los ámbitos de la vida, familiar como hemos dicho, profesional, laboral, de vecindad, etc. Siempre que puedas, evítalas. Como he comentado antes, si no puedes evitarlas, identifícalas y protégete mediante mecanismos psicológicos; si ya sabes que la relación es tóxica, no tomes muy en cuenta lo que te digan, evita que te metan en líos, etc.

Sonríe: no vale la pena estar triste

Sonríe, sí. Ahora te propongo que, en tu vida, en toda su vida, no causes efectos psicológicos tóxicos en los demás. Si eres una persona amable con los demás, simpática, que sonríe, tendrás una vida mucho más placentera y amable, y harás felices a los demás y, al hacerlo, tú también serás más feliz. Esto no es una utopía. Yo mismo he comprobado que, si consigo ir por la calle sonriendo a la gente, literalmente sonriendo, las reacciones de las personas que se cruzan en mi camino son muchísimo más satisfactorias de lo que ocurre cuando no hago este ejercicio. Lo que creo que hemos de hacer es estar siempre intentando sonreír a todo el mundo que se nos aproxime. Verás cómo la gente, la gran mayoría de la gente, te responde de una manera en extremo placentera y satisfactoria. Hace poco he leído un libro del psicólogo italiano Piero Ferrucci, publicado en 2007 y titulado *La forza de la gentilezza*, así, literalmente: la fuerza de la amabilidad. No puedo estar más de acuerdo con el libro.[33] Y yo añado: la amabilidad, ejercida intensamente, conscientemente, te hará no solo más fuerte, sino también más feliz.

33. Ferrucci, P., *The power of kindness*, Nueva York, Jeremy P. Tarcher, Penguin, 2007.

Carga las pilas: recobra energía psicológica

Se ha escrito mucho sobre esto y desde muchos puntos de vista, pero es muy importante darse cuenta de que una persona al cabo de un día necesita recobrar energía interior, psicológica. Por supuesto, no se trata de cargar energía física conectándose a la red eléctrica, sino recuperar la energía vital, las ganas de funcionar que nos hacen tanta falta y que durante el día se nos van terminando poco a poco. Las relaciones tóxicas a las que he aludido antes son precisamente las que nos hacen perder energía. Y, además, nos las vamos a encontrar en nuestra intimidad vital. Como he dicho antes, no hay manera de evitarlas y nosotros lo que necesitamos es recuperar esa energía vital que se nos pierde. Parece ser que la forma más efectiva es recuperar el contacto con las cosas bellas presentes en la naturaleza. No hace falta que te vayas a los mares del Sur a ver un anochecer (si puedes contemplarlo donde estás, muchísimo mejor: no hay espectáculo en la naturaleza como un amanecer o un anochecer sobre el mar). Pero a lo mejor solo puedes mirar una flor, o un árbol en primavera, mientras andas por la calle, o escuchar el canto de un pájaro o la risa de un niño... Recupera energía vital, te permitirá seguir con tus actividades con mucha mejor actitud. Si quieres conocer más a fondo este aspecto en nuestro camino hacia la felicidad, te recomiendo que leas el libro *Las nueve revelaciones* de James Redfield, donde en forma novelada el autor insiste en lo importante que es recuperar la energía vital, día a día, para ser feliz.[34]

Sé consciente de la belleza a tu alrededor

Mucha gente mira la belleza y no la ve, no es consciente de ella. Mucha gente mira una flor

34. Redfield, J., *Las nueve revelaciones*, Barcelona, B de Bolsillo, 2005.

y no se hace cargo de la belleza que hay en ella, pasa por una calle con árboles y no ve el verde, porque va agobiado con sus propios problemas. Intenta conseguir ser consciente de la paz y de la belleza que hay en la naturaleza, aunque sea en medio del bullicio de la ciudad. Y, además, te recomiendo que dediques al día un cuarto de hora a apreciar la belleza de las cosas. Puedes encontrar belleza en algo artificial o natural, me refiero tanto a un anochecer como a un cuadro o a una sinfonía. Esta es una de las maneras más habituales de recuperar la energía psicológica que perdemos en las actividades diarias de la «carrera de ratas».

Sé flexible: los cambios en tu vida van a ocurrir

Otra clave muy importante para mantener relaciones personales no tóxicas, constructivas, que te van a llevar a la felicidad, es ser flexible. Las posturas de intransigencia suelen estar asociadas a relaciones tóxicas. Mi recomendación es que seas intransigente en muy pocas cosas. Probablemente uno tiene que ser intransigente en algo, pero que sea en el mínimo número de cosas posible. Es fundamental, por tanto, que te adaptes a los cambios. Acepta que los cambios van a ocurrir. Si llegas a una edad avanzada de la vida, en tu cuerpo, en tu mente y en tu situación social y laboral, los cambios van a pasar. Un cambio obvio que te va a ocurrir cuando llegues a la edad de jubilación es que te jubilas. Llevarás cincuenta años trabajando y de repente vas a tener que dejar el trabajo y dedicarte a la actividad más noble según los romanos, al ocio. Pues bien, si no sabes adaptarte a este cambio, vas a tener problemas.

Otros cambios que se van a producir son los físicos; no tendrás la misma agilidad a los setenta, o incluso a los sesenta años, que tenías a los treinta. Si te adaptas a estos cambios no hay ningún problema. Lo serio, incluso lo peligroso, es que no te adaptes. Adaptarse es clave para ser feliz. Hay que asumir que todo lo que tenemos ahora no tenemos por qué mantenerlo durante toda la vida, ya es una suerte haberlo disfrutado hasta este momento. No se pueden dar las cosas buenas por sentadas, ni debemos permitirnos perder nuestra felicidad a largo plazo porque estas desaparezcan o cambien. Esta importancia de la adaptabilidad se ha planteado en muchas publicaciones, pero citaré dos casos, uno de tipo anecdótico, social, y uno, científico. El primero es el conocido libro *¿Quién se ha llevado mi queso?* de Spencer Johnson.[35] Este autor postula en su obra que la clave para tener éxito es adaptarse. Mi razonamiento es que la clave para ser feliz es adaptarse, no solo para tener éxito —algo que en el fondo no interesa—, sino para lograr la felicidad. En un tono mucho más científico, el Georgia Centenarian Study de la Universidad de Georgia indica que los estudios psicológicos científicos llevados a cabo en centenarios

---

35. Johnson, S., *¿Quién se ha llevado mi queso?*, Barcelona, Empresa Activa, 2007.

muestran que son gente con carácter dominante, pero a la vez flexible en su aproximación a la vida, son *strong, but not inflexible*, esto es, personas con un carácter fuerte pero no inflexible. En último extremo son personas que han sabido adaptarse a los cambios que los han llevado a ser centenarios con un alto grado de felicidad.

Si quieres ser feliz, elimina el odio de tu vida

Quiero terminar este capítulo sobre las relaciones personales con lo más importante: elimina el sentimiento de odio de tu vida. Ya he citado anteriormente un libro maravilloso del autor tailandés Thich Nhat Hanh titulado *Hacia la paz interior*. El mensaje fundamental de esta obra es que, para lograr la paz interior, uno no puede bajo ningún concepto incubar odio en su interior. En mi lenguaje, en el que he usado en este capítulo, podríamos decir que el odio es lo que más gasta la pila, lo que más tóxica hace una relación. Elimínalo. El odio vacía. Es muy probable que repliques: «Hombre, yo no odio a nadie, no le deseo la muerte a nadie». Por supuesto, no se trata de un odio acérrimo hasta el extremo de la muerte o de desear el mal a alguien, pero sí de una sensación análoga al odio. Si alguien te resulta muy desagradable, es decir, tóxico, simplemente apártalo de tu vida.

Esto que acabo de exponer se complementa con lo siguiente: busca una actitud positiva en tu vida. Las actitudes positivas, como su nombre indica, suman, construyen, te hacen sentir más pleno, te hacen ser más feliz y, naturalmente, te alargan la vida.

La conquista de la felicidad

¿Por qué hablo de felicidad en un libro de longevidad saludable? Porque para envejecer bien es necesario vivir largos periodos de la vida en un estado de felicidad constructiva que nos permita centrarnos en los verdaderos valores. En caso contrario, estaríamos ante periodos largos de estrés, del estrés no controlado y que nos hace improbable la longevidad saludable.

El gran pianista canadiense Glenn Gould escribió: «El propósito del arte no es la liberación de una descarga momentánea de adrenalina, sino más bien la construcción gradual y a lo largo de toda la vida de un estado de asombro y serenidad». Este estado de asombro y serenidad está muy cerca de mi concepto de la felicidad. Observa que el estado al cual Gould se refiere es una construcción que se prolonga a lo largo de toda la vida. Es una conquista, tal vez la mayor conquista. Que nadie confunda felicidad con alegría. La última es un estado mucho más pasajero motivado por acontecimientos favorables de la vida. La primera depende mucho más de una construcción interior, de una lucha y en definitiva de una conquista. Bertrand Russell escribió un libro cuyo título es, precisamente, *La conquista de la felicidad*. En mi opinión el libro es bueno, pero lo mejor del libro es el título.

Algunas de las mentes más lúcidas de la historia se han preocupado de la felicidad. Un pionero entre ellas es nuestro Lucio Anneo Séneca, coetáneo de Jesucristo, preceptor del emperador Nerón, máximo representante del estoicismo y una de las mentes más brillantes del Imperio romano. Escribió dos libros fundamentales: *De la felicidad* y *De la brevedad de la vida*. El gran Séneca une en su obra la idea de felicidad a la idea de longevidad. Se adelanta en dos mil años a las investigaciones más recientes sobre optimismo, felicidad y longevidad.

Déjame que te diga unas palabras sobre el optimismo. Resulta que los optimistas viven (quiero poder decir «vivimos») más que los pesimistas. Y esto, una vez más, no es una opinión, es un hecho científico comprobado.[36] El

36. Ai A.L., B. Huang, V. Nash y G.A. Stouffer, «Optimism mitigated impacts of pre-operative depression and anxiety on post-operative distress in cardiac

optimismo es algo que se lleva dentro. Y desde luego es un componente importante de la felicidad. Hay estudios que muestran que, si a una persona le toca la lotería, se le intensifica mucho una aparente felicidad, pero a los pocos meses vuelve al estado en el que estaba antes. Parece ser que también opera en el otro sentido: una persona básicamente feliz sufre un acontecimiento desgraciado, por ejemplo, la muerte de un familiar, y al cabo de un periodo de duelo pasa del estado de tristeza que tenía cuando murió su familiar al estado de felicidad básica del cual partía.

Se ha publicado en revistas de difusión general que las principales formas de cultivar la felicidad son las siguientes:

- Date cuenta de cuáles son las causas de tu felicidad y valóralas. El profesor Pallardó Salcedo, un hombre sabio, me decía que

---

patients», *Psychology, Health and Medicine*, 30 (3), (marzo de 2025), pp. 460-472.

«la felicidad es un estado negativo, solo se aprecia cuando se pierde». Y es verdad, para ser feliz hemos de darnos cuenta de los buenos momentos que estamos viviendo cuando estamos inmersos en ellos.

- Sé amable. Si quieres ser feliz has de ser amable. La idea de que las personas agresivas y duras con los demás —las que siempre quieren imponer su criterio y que muchas veces lo consiguen— son felices es una equivocación. O sea, pueden tener éxito en la vida, aunque este sea un éxito superficial; podrán ganar mucho dinero, pero no van a ser felices.

- Sé agradecido. Hay pocas cosas que den más felicidad que dar las gracias a aquellas personas que nos benefician. A mí me ayuda mucho dar las gracias incluso a la naturaleza, que otros llamamos Dios. Un día bien pasado y lleno de experiencias positivas, un atardecer, un momento de reposo antes de dormir... ¿por qué no agradecerlos? Los psicólogos nos dicen que ese es un camino esencial para ser feliz.

- Cuida tu cuerpo. Como he dicho varias veces, este es uno de los mensajes principales de esta obra: cuerpo y mente son una sola cosa, es imposible disociarlos. Si quieres cuidar tu espíritu, si quieres llegar feliz a la senectud, tienes que cuidar tu cuerpo.

- Y, finalmente, aprende a manejar el estrés. No reiteraré aquí lo que he dicho en otras partes del libro, que cuando ante una situación estresante vemos que tenemos recursos para resolverla, estamos ante un reto. Pero, si no tenemos recursos, estamos ante una amenaza y hemos de pedir ayuda. El manejo del estrés para convertirlo en algo constructivo es una pieza fundamental en la conquista que nos llevará a una vida llena de longevidad saludable.

Para no olvidar:

TERCERA PARTE

REFLEXIONES FINALES

11

¡Qué grande ser mayor!

Cuanto más viejo soy, más sano he estado

El doctor Thomas Perls, director del New England Centenarian Study, uno de los estudios más completos del mundo sobre centenarios, manda un mensaje que es importante tener presente: *The older you get, the healthier you have been*, esto es, cuanto más viejo soy, más sano he estado.[37] La idea de que cuanto más viejo soy, más enfermo me voy a poner es una

37. Hitt R., Y. Young-Xu, M. Silver, T. Perls, «Centenarians: the older you get, the healthier you have been», *Lancet*, 354 (9179), (21 de agosto de 1999), p. 652.

equivocación y no es positiva. Es lo contrario: cuanto más viejo soy es que he estado más sano y más posibilidades tengo de continuar disfrutando de una vida feliz.

Creo que este mensaje, totalmente esperanzador, es el que debe prevalecer en nuestras vidas y es el objetivo fundamental de esta obra. Y recuerda, es responsabilidad tuya cuidarte. He insistido mucho en esta idea a lo largo del libro. No creo que sea malo repetir lo que es muy importante: si no te cuidas tú, tus seres queridos serán los que tengan que cuidarte.

La gerontofobia, el edadismo y cómo combatirlos

No te llamará la atención, amable lector, que a un hombre que ha reflexionado sobre el envejecimiento durante prácticamente toda su vida profesional, le saque de sus casillas que se considere a las personas mayores como un lastre, como un peso en la sociedad.

¡Cuántas veces en el curso de mi vida profesional he oído hablar del envejecimiento como el problema de la sociedad actual! Confieso que alguna vez se me ha escapado a mí mismo plantear el envejecimiento como un problema, aunque sea para decir luego que no lo es.

Pero ¿a santo de qué tenemos que considerar a las personas mayores como una carga? La figura 16 muestra lo que no es una sociedad vibrante, sensata, y justa: los jóvenes aguantan el peso de los mayores.

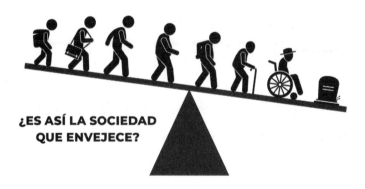

Fig. 16. En una sociedad moderna bien estructurada los jóvenes no aguantan a los mayores, colaboran con ellos.

Recomiendo a todos que no crezcan, que no maduren, que no se hagan mayores pensando que van a ser una carga para la sociedad. Este planteamiento es falso. En las grandes culturas siempre ha habido un enorme respeto hacia las opiniones de los ancianos. Las personas mayores tienen mucho que ofrecer, pero mucho también en términos económicos. Y desde luego mucho que ofrecer desde el estrado que les da la larga experiencia de la vida. Hace unos años mis amigos de la Universidad de Rennes me propusieron hacer un recorrido por los castillos del Loira. De lo más interesante que aprendí en ese viaje es que el rey Francisco I invitó, pagando generosamente, a Leonardo da Vinci a que fuera a vivir al castillo de Clos, cerca de Amboise, donde él estaba y donde finalmente Leonardo murió. Tengo entendido que toda la obligación que tenía Leonardo era cenar con el rey. ¡Qué hombre más inteligente Francisco I! No solo fichó a una de las mejores mentes de la historia de la humanidad, sino que lo hizo cuando ya tenía toda la experiencia de la vida y cuando podía transmitirle conocimientos fundamentales y mantener con él conversaciones muy interesantes. Pero no hace falta ser alguien de la talla de Leonardo da Vinci. Creer que cuando una persona se hace mayor ya no sirve para nada es una necedad y, además, una pérdida terrible para la sociedad.

Esto me lleva al problema del edadismo. Este término fue utilizado en primer lugar por el psiquiatra Robert Butler para definir los prejuicios que se tienen en contra de personas mayores solo por razón de su edad. En España y en otros países de Europa, la edad de jubilación está fijada, y cuando se llega a ella, el sujeto tiene que dejar de trabajar. Aunque la situación está cambiando ligeramente, en general no se hacen distinciones, y lo mismo se aplica una edad fija a un policía que tiene que correr detrás de un ladrón que al juez que tiene que juzgar a ese ladrón. Si una persona pierde facultades naturalmente, no debe realizar un trabajo para el cual estuvo dotado, pero ya no lo está.

Pero condenar a mentes brillantes en su plenitud a dejar el trabajo por obligación, que no por propia decisión, es un ejemplo más de las catastróficas consecuencias que tiene la discriminación por la edad.

Para no olvidar:

12

Diez propuestas para una longevidad saludable

En este capítulo final, que es muy breve, quisiera reunir los diez mensajes más importantes que he ido exponiendo a lo largo de estas páginas. Naturalmente, no se trata de ser un nuevo Moisés bajando de la montaña con el Decálogo de la Ley. Se trata de proponer un conjunto de consejos que, elaborados en detalle en el libro, pueden resumir las ideas que he expuesto en el mismo. Es lo que en inglés se llama el *take home message*, el mensaje para llevar a casa... las conclusiones.

La idea general, la más importante, es que tienes que cuidarte para que no te tengan que cuidar los demás. Cuidarse no es algo egoísta, sino altruista.

Mi propuesta es esta:

1. Tú puedes modular la velocidad a la que envejeces. Si te cuidas un poco, envejecerás mucho mejor y serás más feliz en las últimas etapas de tu vida.
2. Si aprendes a manejar el tiempo, para no tener nunca prisa, estarás menos estresado y envejecerás mejor. La prisa acorta la vida.
3. El estrés no controlado es el gran asesino. Si llevas una vida llena de paz interior, envejecerás más lentamente y serás más feliz.
4. El sueño es muy necesario para tu cerebro. Duerme más, y si puedes, duerme la siesta.
5. Hacemos poco ejercicio físico. Haz ejercicio diariamente, sin agotarte, variado,

relajante... Pero haz ejercicio. Procura integrarlo en tu vida cotidiana.

6. Come menos, y aumenta la fruta y la verdura. Si puedes, haz una comida de fruta al día. Bebe mucha agua, no solo cuando tengas sed.

7. Aumenta la creatividad en tu trabajo (y en tu vida). Más creatividad te hará más feliz (y, casi seguro, más eficiente en tu trabajo).

8. Evita las relaciones personales tóxicas. Aumenta las que te resulten interesantes.

9. No crees estrés en los demás: sonríe. No albergues odio en tu interior.

10. Si algún consejo de los anteriores (o cualquier otro) te impide ser feliz, ¡no lo tengas en cuenta!

Para no olvidar:

Agradecimientos

Muchas personas han sido fundamentales a la hora de escribir este libro y todas son importantes.

Es un placer destacar a Lucía Gil López de Sagredo, la «lectora número cero», que ha corregido y matizado numerosos aspectos del texto, y a María Cámara Urios, que ha grabado los mensajes que aparecen en los QR al final de cada capítulo. Las dos me han ayudado enormemente en unos momentos críticos (los finales) de la elaboración de esta obra.

También estoy en deuda con mi familia, luz de mi vida, y con ese grupo de amigos verdaderos que son mi familia de elección.

Finalmente, quiero darle las gracias a mi editor, Oriol Masià, por acompañarme en el proceso de escritura de un modo tan profesional y amable.

Bibliografía

Adrià, F., V. Fuster y J. Corbella, *La cocina de la salud,* Barcelona, Planeta, 2010.

Ai A.L., B. Huang, V. Nash y G.A. Stouffer, «Optimism mitigated impacts of pre-operative depression and anxiety on post-operative distress in cardiac patients», *Psychology, Health and Medicine,* 30 (3), (marzo de 2025), pp. 460-472.

Bahr R., I. Ingnes, O. Vaage, O. M. Sejersted y E. A. Newsholme, «Effect of duration of exercise on excess postexercise O2 consumption», *Journal of Applied Physiology* (1985), 62 (2), (febrero de 1987), pp. 485-490.

Bjelakovic G., D. Nikolova, L. L. Gluud, R.G.

Simonetti y C. Gluud, «Mortality in randomized trials of antioxidant supplements for
primary and secondary prevention: systematic review and meta-analysis», *JAMA*,
297 (8), (febrero de 2007), pp. 842-857.

Blair S.N., G.Davey Smith, I. M. Lee, K. Fox,
M. Hillsdon, R. E. McKeown, W. L. Haskell y M. Marmot, «A tribute to Professor
Jeremiah Morris: the man who invented the
field of physical activity epidemiology»,
Annuals of Epidemiology, 20 (9), (septiembre de 2010), pp. 651-660.

Blasco, M.A. y M. G. Salomone, *Morir joven a
los 140*, Barcelona, Paidós, 2016.

Chopra, D. y D. Simon, *Rejuvenecer y vivir
más*, Barcelona, Vergara, 2002.

De la Rosa A. *et al.*, «Physical exercise in the
prevention and treatment of Alzheimer's
disease», *Journal of Sport and Health Science*, 9 (5), (septiembre de 2020), pp. 394-404.

Doll R., R. Peto, K. Wheatley, R. Gray, I.
Sutherland, «Mortality in relation to smoking: 40 years' observations on male British

doctors», *BMJ*, 309 (6959), (8 de octubre de 1994), pp. 901-911.

Dong X., B. Milholland, J. Vijg, «Evidence for a limit to human lifespan», *Nature*, 538 (7624), (13 de octubre de 2016), pp. 257-259.

Duregon E., L.C.D.D. Pomatto-Watson, M. Bernier, N.L. Price, R. de Cabo, «Intermittent fasting: from calories to time restriction», *Geroscience*, 43 (3), (junio de 2021), pp. 1083-1092.

Epel E.S., E. H. Blackburn, J. Lin, F. S. Dhabhar, N. E. Adler, J. D. Morrow, R. M. Cawthon, «Accelerated telomere shortening in response to life stress», *Proceedings of the National Academy of Sciences*, EE.UU., 101 (49), (7 de diciembre de 2004), pp. 17312-5.

Ferrucci, P., *The power of kindness*, Nueva York, Jeremy P. Tarcher, Penguin, 2007.

Fried L.P., A.A. Cohen, Q.L. Xue, J. Walston, K. Bandeen-Roche y R. Varadhan, «The physical frailty syndrome as a transition from homeostatic symphony to cacophony», *Nature Aging*, 1 (1), (enero de 2021), pp. 36-46.

Gallwey, W.T., *The Inner Game of Tennis*, Nueva York, Jonathan Cape, 1974.

Hayflick L., «Biological aging is no longer an unsolved problem», *Annals New York Academy of Science*, 1100, (abril de 2007), pp. 1-13.

Hitt R., Y. Young-Xu, M. Silver, T. Perls, «Centenarians: the older you get, the healthier you have been», *Lancet*, 354 (9179), (21 de agosto de 1999), p. 652.

Honoré, C., *Elogio de la lentitud*, Barcelona, RBA, 2005.

Johnson, S., *¿Quién se ha llevado mi queso?*, Barcelona, Empresa Activa, 2007.

Khaw K.T., N. Wareham, S. Bingham, A. Welch, R. Luben y N. Day, «Combined impact of health behaviours and mortality in men and women, the EPIC-Norfolk prospective population study», *PLoS Medicine*, 5 (1): e12, (8 de enero de 2008).

Lahl O., C. Wispel, B. Willigens. y R. Pietrowsky, «An ultra short episode of sleep is sufficient to promote declarative memory performance», *Journal of Sleep Research*, 17 (1), (marzo de 2008), pp. 3-10.

Longo V.D. y R. M. Anderson, «Nutrition, longevity and disease: From molecular mechanisms to interventions», *Cell*, 185 (9), (28 de abril de 2022), pp. 1455-1470.

López-García E., R. Faubel, L. León-Muñoz, M. C. Zuluaga, J. R. Banegas y F. Rodríguez-Artalejo, «Sleep duration, general and abdominal obesity, and weight change among the older adult population of Spain», *The American Journal of Clinical Nutrition*, 87 (2), (febrero de 2008), pp. 310-316.

Ma Y., L. Liang, F. Zheng, L. Shi, B. Zhong y W. Xie, «Association Between Sleep Duration and Cognitive Decline», *JAMA Network Open*, 3 (9): e2013573, (1 de septiembre de 2020.

Martin P., Y. Gondo, G. Lee, J.L. Woodard, L. S. Miller y L. W. Poon, «Cognitive Reserve and Cognitive Functioning among Oldest Old Adults: Findings from the Georgia Centenarian Study», *Experimental Aging Research*, 49 (4), (julio-septiembre de 2023), pp. 334-346.

Mattison J. A., *et al.*, «Caloric restriction improves health and survival of rhesus monkeys», *Nature Communications*, 8:14063 (17 de enero de 2017).

Myers J., M. Prakash, V. Froelicher, D. Do, S. Partington y J. E. Atwood, «Exercise capacity and mortality among men referred for exercise testing», *The New England Journal of Medicine*, 346 (11), (14 de marzo de 2022), pp. 793-801.

McCay, C. M. C. y F. Mary, «Prolonging the Life Span», *The Scientific Monthly*, (1934), pp. 405-414.

Michaud, E., *Sleep to Be Sexy, Smart, and Slim*, Readers Digest Association, 2008.

Nhat Hanh, T., *Peace is every step*, Nueva York, Bantam Books, 1991.

Olshansky S. J., B. A. Carnes y C. Cassel, «In search of Methuselah: estimating the upper limits to human longevity», *Science*, 250 (4981), (2 de noviembre de 1990), pp. 634-640.

Olshansky, S. J., B. J. Willcox, L. Demetrius, *et al.*, «Implausibility of radical life extension in humans in the twenty-first century», *Nature Aging*, (abril de 2024), pp. 1635-1642.

Pauling, L., *How to live longer and feel better*, 2006, Oregon State University Press.

Poulain M., A. Herm, «Exceptional longevity in Okinawa: Demographic trends since 1975», *Journal of Internal Medicine*, 295 (4), (abril de 2024), pp. 387-399.

Ramon y Cajal, S., *Charlas de café*, Austral, 1921 (edición 1978).

Redfield, J., *Las nueve revelaciones*, Barcelona, B de Bolsillo, 2005.

Rodríguez-Mañas L., L. P. Fried, «Frailty in the clinical scenario», *Lancet*, 295 (4), (abril de 2024), pp. 387-399.

Russell, B., *La conquista de la felicidad*, Madrid, Espasa-Calpe, 1978.

Séneca, L. A., *Sobre la vida feliz*, Barcelona, Gredos, 2020.

Servan Schreiber, J. L., *L'Art du temps*, París, Fayard, 1983.

Sierra F., «The Emergence of Geroscience as an Interdisciplinary Approach to the Enhancement of Health Span and Life Span», *Cold Spring Harb Perspect Med.*, 6 (4): a025163, (1 de abril de 2016).

Stein, J., «The science of meditation», *Time*, (27 octubre de 2003), pp. 44-51.

Tarazona-Santabalbina F.J., *et al.*, «A Multicomponent Exercise Intervention that Reverses Frailty and Improves Cognition, Emotion, and Social Networking in the Community-Dwelling Frail Elderly: A Randomized Clinical Trial», *Journal of the American Medical Directors Association*, 17 (5), (1 de mayo de 2016), pp. 426-433.

Tolle, E., *El poder del ahora*, Madrid, Gaia, 2001.

Urios, G., *Ayúdame a crecer*, Valencia, NPQ, 2022.

Viña J., C. Borrás, J. Miquel, «Theories of ageing», *IUBMB Life*, 59 (4-5), (abril-mayo de 2007), pp. 249-254.